「健康」から生活をまもる

――最新医学と12の迷信

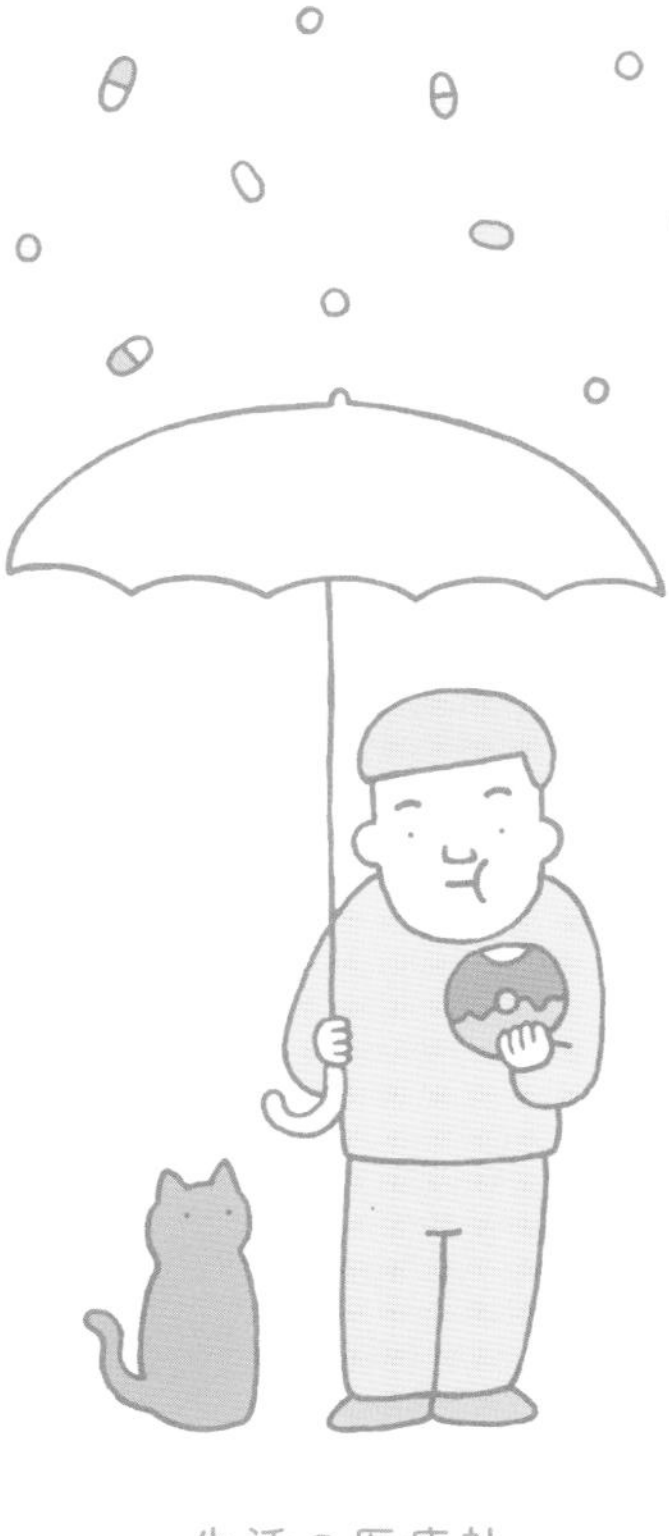

生活の医療社

「健康」から生活をまもる

——最新医学と12の迷信

目次

序

新型コロナウイルスのせいで結婚式の準備が止まった。中止になるかもしれない。妻は花粉症なのにマスクもティッシュも品薄だと言って鼻水をすすっている。

筆者は医学教育を受けているので、鼻水を出している人に手袋をつけないで触れるのには抵抗を感じてしまう。たとえ花粉症だとわかっていても、「花粉症に隠れた感染症があるかもしれない」と考えるのは、理由のないことではない。しかし、医師である以前に人間として、家の中でまで手袋はつけていたくないと思うし、それ以上に、妻を病原体扱いするのはかわいそうだ。

この騒ぎにうんざりしている人はどれくらいいるのだろう。学校が休みのあいだ子供の面倒を見ないといけなくなった人。自営業の店を開けられなくなって生計が危ない人。不安と不満を一手に引き受けて不眠不休で働いている医療従事者。

憂鬱なのは、大騒ぎになっているわりに、新型コロナウイルスは天然痘ウイルスやペスト菌のような「強い」病原体ではないということだ。若くて元気な人は感染してもほとんど軽症で済む。重症になるのは主に高齢者や持病がある人だ。むしろ、軽症で動き回ってしまう人が多いからこそ広がりやすいのかもしれない。それなら高齢者にも病人にも接することのない人は気にしなくていいかと思うと、そうでもないらしい。人から人へと感染が連鎖してしまうかもしれない。

「もし自分が感染を広げてしまったら……」

「もし人ごみのどこかに感染した人がいたら……」

「もし外国人がウイルスを持ち込んだら……」

と、何重にも不安が連鎖する。誰もがはじめは苦笑交じりに対策とやらに付き合っていたはずが、いつのまにか「自粛」の「要請」を厳守するのが当たり前になっている。マスクで自分の身は守れないと知っていても、世間の目が怖くてマスクなしで外には出られない。

いったいなぜ、こんなことになってしまったのだろう。どうすればこの疑心暗鬼の地獄から抜け出せるのだろう。

ウイルスがいなくなればいい。それは当然だ。だが、流行はまだ続きそうな気配だし、「もう怖がらなくていい」と言えるほどの治療薬もワクチンもできていない。「今度こそ」という噂が次から次へと流れてくるが、どれもこれも怪しく見えてしまう。

医学が進歩してウイルスを制圧するまで、事態は変わらないのだろうか。

残念ながら、医学の勝利は誰にも約束できない。だが、事態をいくらかでもマシにする方法はあると思う。医者や研究者ではなく、私たち生活者の力で。

最初の違和感を思い出してほしい。ウイルスは大したことがないはずなのに、不釣り合いに騒ぎが大きくなっている。だとすれば、釣り合う程度しか騒がなければいいのではないか。

偉い人たちはしきりに「パニックを起こすな」と言う。トイレットペーパーを買い占めても意味がないと言う。無駄な検査はかえって有害かもしれないと言う。わからないこともない。

だが、こういう話にも別の違和感がある。イタリアではあっという間に何千人という死者が出た。本当に落ち着いて見守ればそれでいいのだろうか。買い占めに意味がないことは知っていても、実際にパニックを起こした人がいて、トイレットペーパーは品切れになっている。検査は必要なときだけと言うが、40℃の熱を出しているうちの子が「必要なとき」でないなら、いつ「必要なとき」があるのだろう。

共通しているのは、「なぜそれを私に言うのか」ということだ。パニックがよくないことなど知っているが、偉い人は日替わりで一層の注意を呼びかけていてもパニックではないのだろうか。買い占めは不合理なパニックかもしれないが、それなら買い占めをしている人にだけ言えばいいのではないか。検査が必要ないと言うなら、なぜ検査なしで治してくれないのだろうか。

一言で言って、医者や政治家が解決できなかった問題を、「自助努力でなんとかしてください」と投げ返されるのは、おかしいのではないか。だから、「冷静になろう」と言われても、どこか腑に落ちない。どうすればいいのだろう。

この問題は見た目よりもはるかに複雑だと思う。パニックは特定の誰かのせいではなく、「みんな」のせいで起こる。ひとりひとりは十分に理性的であっても、大勢集まることで思ってもみない現象が起こる。誰のせいでもないから、誰にも解決できない。

小難しく言えば、いまの混乱の原因は現代社会の文化にある、というのが筆者の考えだ。日本に限らず、おそらく世界中の国々で、同じ問題が起こっている。

感染症と文化は一見関係ないことに思えるかもしれない。必要なのは薬、ワクチン、そして検査であって、買い占めとか不安の声は枝葉にすぎないのではないかと。関係ないとは言わないまでも、せいぜい「キスやハグの習慣がある国では感染が広がりやすいか」といった点にだけ注意すればよく、「なぜパニックが起こるのか」などと考えてもウイルスに対しては無力ではないかと。

だが、身の回りを振り返ってほしい。私たちは、ウイルスそのものよりもはるかに強く、ウイルスが連れてきた社会の混乱にこそ苦しめられているのではないだろうか。

ウイルスと人体に働きかける医師の仕事はもちろん大切だ。だが、問題はそれだけではない。人体の問題ではなく、社会の問題もまた問題だ。社会の問題は誰が解決してくれるのだろう。政治家だろうか、社会学者だろうか。いずれにせよ、ウイルスの世界的な流行という巨大で複雑な出来事に対して、少数の専門家ができることは限られている。「偉い人ががんばってみんなを幸せにしてほしい」と願うのは自然なことだが、その願いが叶うことはない。では自分の身を自分で守る方法はあるのだろうか。

あると思う。

この本には、一見ウイルスとは関係ないが、*ウイルスに連れられてやってくる真の問題に立ち向かう方法が書いてある。それは一言で言えば「パニックに免疫をつける」ということだ。私たちを襲っているものの正体を知れば、敵から遠ざかる方法がおのずと見えてくるはずだ。あるいは、運悪く出遭ってしまったとしても、被害を最小限に食い止められるはずだ。さらにそれは、敵をさらに増やしてほかの人に振り向けることをも防げるはずだ。ちょうど人体に備わった免疫のしくみがウイルスと戦うように、私たちはパニックと戦うことができる。

その方法はまず、敵の正体を知りぬくことだ。

病気を取り巻く現代の文化が、新型コロナウイルスを大騒ぎにした。その元凶はあまりに深く現代社会に染み付いているので、ふだんは「文化」と呼ばれることもなく、当たり前のことと思われている。いや、むしろ客観的事実から必然的に導かれる合理的結論だとさえ思われている。そういうものを、普通の日本語では迷信と呼ぶ。新型ウイルスが登場するよりも前に迷信がはびこってい

＊この本の内容のほとんどは、新型コロナウイルスが話題になるより前に考えたことだ。だから新型コロナウイルスの話はごくわずかしか出てこない。けれども前後に書いたとおり、この本で取り上げた問題はいまの騒動とも深く関わっていて、決して見逃してはいけないことだと思う。

たからこそ、いまの騒ぎがある。この本は12の章のそれぞれで病気と健康にまつわる迷信を取り上げる。

迷信を見極めたら、次には迷信にどう向き合えばいいかを考える。

迷信とは自分ひとりが知識を持てばなくなるものではない。世の中で大勢の人が迷信を信じているという状況こそが迷信の実体だ。だから、迷信に立ち向かうためには、ただ正しい知識をつけるだけでは足りない。ときには周りの人にも知識を広め、ときには説得をあきらめてほどほどに手を打ち、ときには迷信深い人となるべく関わらないようにするといった、多様で柔軟な戦略が必要だ。だから、12の迷信のそれぞれに対して、筆者の考えで何ができるのかを書き添えてある。

実はいまとよく似た光景を、私たちはしょっちゅう見かけている。

世の中には健康になるための情報があふれかえっている。中には医学がとっくに否定しているものもたくさんある。たとえば「ビタミンCで風邪が治る」*とか、「ブルーベリーで視力がよくなる」とか。これぐらい単純な話なら、「実は違った」と言われれば素直に「そうだったのか」と思えるかもしれない。けれども「ビールにプリン体はほとんど含まれていない」と言われるとどうだろうか。あるいは「コレステロールは食べものから吸収されるよりも体内で合成される量のほうがはるかに多い」ならどうだろうか。

やっかいなことに、プリン体とかコレステロールといった専門用語はよく聞くし、わかったような気はするけれども、正確に説明しろと言われると困ってしまう。迷信も何も、そもそも何が常識なのかがわからないから、迷信が広まっているのか、ただ自分が常識に追いついていないだけなのか、区別しようがない。

用語があるからには意味があるはずだし、テレビで白衣を着た賢そうな人が「気をつけてください」と言っているのだから、気をつけて損はしないはずだ。そう考えたいところだが、実は専門家のふりをしているだけの不届き者とか、専門家なのにわざと（注目されて商売をしたいために？）嘘を言っている悪人もいるらしい。となれば、「正しい情報を見分けなければ」と思えてくる。

こういう思考こそが迷信だ。

本物と偽物が目の前にあると思うと、本物を選びたくなる。実は「どちらも要らない」という選択肢もあるかもしれないのに。

たとえば、お酒。健康のためにはおそらく、飲まないほうがいい。いやいや、適度の飲酒は心筋梗塞を防ぐのだ、といった議論もあるにはあるが、この本で紹介するように、それにも反論が来ている。そもそも「適度の飲酒」という言葉自体がどこか変だ。酒は羽目を外したいときに飲むものだから、適度で止められるはずがない。だから残念ながら、健康のためには一滴も飲まないのが模

＊ノーベル賞を2回受賞したライナス・ポーリングの説がもとになっている。

範解答だ。

しかし、酒は羽目を外したいときに飲むものだ。「羽目を外したい」という気持ちこそが確かな現実であって、「酒は健康に良いか、悪いか」という二者択一は、偽の問題だ。健康のことなど考えないで飲めばいいのだ。

健康の話には同じパターンがよく現れる。つまり、専門家のにこやかな顔とともに「あなたのためです」という調子で始まって、知っているような知らないような言葉が次から次へと現れ、しだいに本当か嘘か見分けがつかなくなっていき、いつのまにか現実離れしたアドバイスを手渡されて、困った顔をしていると「健康のためです」という有無を言わさぬ笑顔が幕を閉じる。

健康より大事なことを、本当は誰もが持っている。なんでもいい。おいしい食べものに酒、趣味、仕事、恋愛、あるいは家族。人は何か大事なもののために体を壊す。それは当たり前のことだ。「健康はそのためにある」[1]と言ったノーベル賞作家もいる。

私たちがいつのまにか忘れてしまった当たり前のことを思い出すこと。それがこの本の目標だ。

この本は新型コロナウイルスの本ではない。医学の本ですらない。筆者は医師と言っても感染症については素人にすぎない。だからこの本に書いてあることを医学の知識とは思わないでほしい。医学の知識よりも大切なことを、あなたは知っていたはずなのだから。

1

痛風、尿酸、プリン体

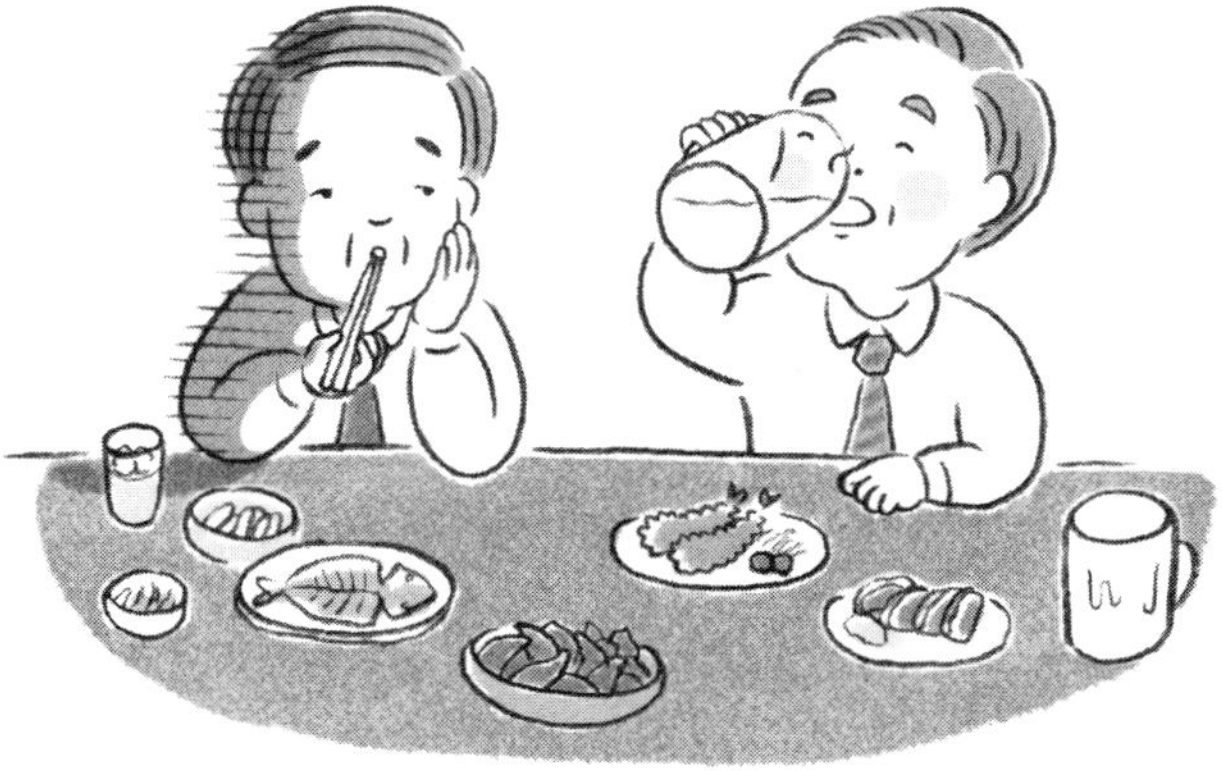

ビールは好きだろうか。ビールを買うときに、「プリン体」という言葉を見た覚えはあるだろうか。ビールの広告にはよく、プリン体が少ないとかゼロだとか書いてある。プリン体とはなんだろう？プリン体の少なさが宣伝になるということは、どうやらプリン体は体に悪いらしい。テレビの健康番組か何かで、プリン体は体内で尿酸というものに変わると聞いたことがあるかもしれない。尿酸とは？　尿とついているがおしっこのことではなく、血液の中を流れているようだ。そして尿酸は痛風の原因になるらしい。

痛風とは、痛いという字がつくぐらいだから、痛い病気のようだ。

そういえばどこかの誰かが「足の親指の付け根が腫れて激烈に痛くなる病気」だと言っていた。「風が吹いても痛む」というのが語源だとも。

話をつなぎ合わせるとこうだ。ビールを飲むとプリン体が体に入るので、プリン体は尿酸になり、尿酸は痛風を起こし、痛くなる。だからプリン体は減らそう。そういうことらしい。

しかし、本当にそうだろうか。

まず、ビールにプリン体はごくわずかしか含まれていない。重量あたりのプリン体の量で言うと、肉や魚のほうが十倍から百倍は多い。しかし、ちりめんじゃこを毎日食べていたら「痛風になるよ」

と注意されたなどという話は聞いたことがない。むしろ「魚を毎日食べて健康的ですね」と言われるのが普通かもしれない。たいていの人はビールの何倍ものプリン体を毎日食べているのだが、痛風になる人はそう多くない。

相当の大酒飲み以外は、ビールから飲んでいるプリン体の量など、食事全体から見れば誤差の範囲内だ。

さらに、プリン体は食べなくても、もともと体内で作られている。その量は食べものから入ってくる量より数倍多い。つまり、食べもの由来のプリン体は体内のプリン体のごく一部でしかなく、ビールのプリン体はそのまた誤差ほどでしかない。

ところが栄養学はプリン体を計算するだけでは許してくれない。問題はプリン体ではなく尿酸だと言ってくる。プリン体の話はなんだったのかと思ってしまうが、まあいい、プリン体は忘れよう。尿酸だと何が問題なのか。アルコールだ。アルコールは尿酸を体にためこむ作用がある。だから酒を飲むと尿酸は増えてしまう。どんな酒でも。だから、ビールでも。やっぱりビールは痛風になるのだ、ビールを飲むな、ほかの酒も飲むな、と言われてしまう。

酒好きな私たちはどう言い返せばいいのだろう。

まず言えるのは、世の中に酒好きがこれほどいても、痛風になる人はごく一部だということだ。飲んだせいで痛風になった人はどこかにいるのかもしれない。しかし、飲んでも痛風にならない人のほうがはるかに多い。

冬場に生ガキを食べてノロウイルスにやられる人は毎年いる。しかも、めちゃくちゃ多い。それでも生ガキは禁止されていない。

同じように、万一痛風になっても後悔しないと納得したうえで、ビールを飲む自由はあるはずだ。飲んでもどうせ痛風になる確率は低いのだ。しかも、痛風になっても別に他人に迷惑はかけない。生ガキでノロウイルスをもらった人は下痢や嘔吐によって大量のウイルスを他人に広めることになるし、ノロウイルスの感染力はめちゃくちゃ強いが、痛風はうつる病気ではない。

自己責任論はそれなりに説得力がある。

栄養学もさすがに、地上の誰にも酒は許さないとまでは言わない（いや、最近は様子が違ってきているのだが、その話は後回しにしよう）。

だが油断してはいけない。世の中には尿酸の血液検査というものがある。健康診断か何かで尿酸を測られる。「尿酸値が高いですね、お酒は控えたほうがいいでしょう」と言われてしまう。検査をして現の証拠をつかまれたとなると、言い訳は苦しく思えてしまい、「わかりました」と答えてしまうかもしれない。

検査結果を突きつけられてもまだあきらめるのは早い。

血液検査など占いのようなものだ。数字で出るから客観的だということはない。確かに酒を飲むと尿酸値は上がる。しかし大事なのは痛風だ。実は禁酒をすると痛風が減るという証拠はない。[2]ついでに言うと、食べものを変えても痛風が減るという証拠はない。だから、尿酸値が高いからといって酒をやめる必要はない。

それでも、数値を下げるために「できることはやっておきましょう」と言われるかもしれない。酒のせいではないかもしれないが、酒のせいかもしれないのだから、禁酒してみる価値はある、そういう理屈だ。

この理屈は一見もっともなようでいて、「雨乞いをすると雨は降らないかもしれないが、降るかもしれないので、雨乞いをする価値はある」と言っているようなものだ。雨乞いをやれと言われても聞く必要はない。その場でだけ「やります」と嘘を言っておいて、帰ってから心おきなく飲んでもいい。

さて、事実と言葉の力を駆使して、飲む権利を確保し、気分良くビールを飲む生活を続けたとしよう。

あるときまた健康診断に行けと言われる。

会社で義務づけられているから仕方ない。採血されてしまえば尿酸だけは測るなと言うわけにもいかない。前回よりだいぶ高い数字が出る。今度は酒の話はそこそこに、「お薬を始めましょう」と言われるかもしれない。薬を飲めば尿酸値が下がるのだと。

そう言われて黙っていると、ザイロリック（一般名アロプリノール）[*]とかフェブリク（フェブキソスタット）とかウリアデック（トピロキソスタット）といった薬が出てくる。言われるがまま薬を飲み、1か月後の検査に行くと、確かに尿酸値は下がっている。効いたようだ。なら、まあ、いいか。医療費も払えないほどではない。毎日薬を飲むのは面倒だが、ビールを飲むなと言われるよりは楽なものだ。

しかし、そもそも問題は痛風だったはずだ。痛風の話のはずが、いつのまにか尿酸値の話になっている。薬で尿酸値が下がるのはわかった。ではその薬で痛風は防げるのか。

薬の添付文書という説明書を読むと、ザイロリックの効能効果は「下記の場合における高尿酸血症の是正／痛風、高尿酸血症を伴う高血圧症」とある。高尿酸血症というのは尿酸値が高いということで、高い尿酸値を「是正」できると書いてあるが、「痛風の予防」とは一言も書いていない。薬で痛風は防げるのだろうか。

防げない。正確には、尿酸値が高い以外に持病がなく、痛風になったこともない人が、尿酸値を下げる薬を飲んでも、初発の痛風が減る、という証拠はない。

日本の学会が出しているガイドラインには、尿酸値が高いだけなら薬を始めるかどうかは慎重に考えるべきだという意味のことを書いてある。[**]

アメリカのガイドラインはさらに慎重で、痛風になったことがない人はもちろん、1回だけ痛みの発作が出た人や、数年ごとに発作が出ている人でさえ、基本的には薬を始めるべきではないと言っている。(4) 痛風になった人が薬を飲んで再発が減るか試したという研究があるのだが、1年以内の痛風の再発が減ったというデータは出ていないからだ。(5) ではどんな人が薬を飲むべきかというと、1年以内に2回の痛風を繰り返すとか、ほかの要素も加わってようやく、患者と医師がよく相談して決めるべしとしている。

だから、痛風になったことのない人は、「尿酸値が高いですね、薬を始めましょう」と言われたら、「でも私は痛風になったことがありません」と言ってもいい。たいていの医者はそういう場合に薬が効かないことを知っている。渋い顔をされたら「添付文書にも痛風予防とは書いてないし日本の

＊病院で処方される薬には名前がふたつある。商品名（販売名）と一般名だ。商品名はメーカーが付けているもので、同じ成分をもつ薬がほかのメーカーから違う商品名で出ていることもある。成分を指す名前が一般名だ。たとえば一般名でトピロキソスタットという物質はウリアデックのほかにトピロリックという商品名でも使われている。ウリアデックもトピロリックも有効成分は同じトピロキソスタットだ。発売されてから年月が経ち特許が切れた薬はほかのメーカーも作れるようになり、一般名と同じ商品名を持った「ジェネリック医薬品」として安く使える。薬の名前がふたつあるので、商品名を書く場合は「Ⓡ」（登録商標）マークをつけるなどして商品名とわかるようにするのが慣習なのだが、普通に生活していて目にするのは商品名のほうだから、この本ではできるだけ一般名を併記したうえで、商品名を断りなく書くことにする。

＊＊日本痛風・尿酸核酸学会ガイドライン（文献3）に「無症候性高尿酸血症への薬物治療の導入は血清尿酸値8・0mg／dL以上を一応の目安にするが、適応は慎重にすべきで、現時点で得られているエビデンスや薬物の副作用について情報を患者に示し納得のうえで開始することが望ましい」とある。

ガイドラインもアメリカのガイドラインも痛風予防のために薬は勧めてないですよね」と言ってもいい。*

さて、どうしてそこまでして尿酸の薬を拒否しないといけないのだろうか。振り返っておこう。

薬を飲むのは面倒だし、お金もかかる。しかも尿酸の薬は予防が建前だから、何も起こらないかぎりずっと飲み続けることになる。死ぬまでか、医療費を払えなくなるまでか、ほかの病気で痛風どころではなくなるまでか、いずれにせよ、ずっとだ。

それから薬の副作用も考えておこう。

副作用の話をするのはとても難しい。軽い副作用や対策できる副作用であっても、副作用があると思うと「そんな不気味な薬は飲みたくない」と感じてしまうものだ。

だから筆者がもし「尿酸の薬を嫌いにさせよう」と考えるなら、副作用の恐ろしさを強調して書くのはとても簡単だ。

だがそうはしない。「薬で痛風を防げる」という迷信を捨てた代わりに「薬は怖い」という迷信を覚えても、自由にはなれない。迷信を捨てて自由に生きるためには、ゼロではなく100%でもないリスクに対して適切にふるまうというやっかいな問題を避けては通れない。だからここでも副作用の話はできるだけ一方的にならないように書く。週刊誌か何かでよくある「薬は怖い」という話に比べるとはるかに面倒でわかりにくい話になってしまうが、しばらく付き合ってほしい。

尿酸値を下げる薬には、ザイロリック（一般名アロプリノール）、フェブリク（フェブキソスタット）、ウリアデックまたはトピロリック（どちらもトピロキソスタット）、ユリノーム（ベンズブロマロン）、ベネシッド（プロベネシド）、ユリス（ドチヌラド）がある。

利益があれば、多少の副作用があっても無視できるかもしれない。逆に言って、利益がなければ、わずかな副作用も許されない。痛風がない人にとって尿酸の薬は、効く証拠がない。つまり、効くかどうかわからない。だからこそ、次に挙げるようなまれな副作用を無視しにくい。

ザイロリックはまれに、中毒性表皮壊死融解症という副作用を現す。薬を飲んでじんましんが出たことはあるだろうか。中毒性表皮壊死融解症というのは、じんましんよりもはるかに激烈なアレルギー反応で、時に命に関わる。

フェブリクは、ザイロリックよりさらにはっきりと、死亡のリスクを懸念されている。[7] なぜかはわからない。フェブリクを飲んでいる期間に死んだ人がいるのだが、見たところではありふれた死因で死んでいて、フェブリクのせいなのか、そうではないのか、区別がつかない。統計をとってみてはじめて、ザイロリックを飲んでいた人よりもフェブリクを飲んでいた人のほうが死亡が多

＊ただし、尿酸はむしろ腎臓病との関係が大事だという意見もある。この点についてもいろいろな意見があるのだが、ひとつだけ指摘しておく。尿酸値を下げても、２年後の腎臓の機能は尿酸値を下げていないときと差がないという証拠がある。（文献６）

いとわかった。原因はともかく、アメリカの規制当局はフェブリク（アメリカでの商品名はウロリック）の添付文書に、黒枠警告という一番強いレベルの警告として、死亡のリスクがあることを追記させた。日本でも二〇一九年に添付文書が改訂され、死亡のリスクが明記された。

ウリアデックは死ぬほどの副作用が見つかっていない。ただし、ザイロリックとフェブリクに比べるとウリアデックは歴史の浅い薬だ。一般的に、まれな副作用は見つかるまでに時間がかかる。発売時点ではまだひとりも経験していないかもしれない（発売されていなかったのだから）。ウリアデックが日本で販売開始されたのは二〇一六年だ。フェブリクが日本で販売開始されたのは二〇一一年、死亡のリスクが話題になったのは二〇一八年。その間は7年ほどある。ウリアデックはまだフェブリクほど歴史の検証を受けていない。

ユリノームは肝臓を傷つけ、まれには命を脅かす。ユリノームのせいかもしれない劇症肝炎で死亡する人が相次いだので、独立行政法人医薬品医療機器総合機構（ＰＭＤＡ）は二〇〇〇年に緊急安全性情報の配布を指示した。だからユリノームにも重大なリスクはある一方、初発の痛風を防げる証拠はない。

ベネシッドはまれに再生不良性貧血を起こす。貧血と言っても身近な貧血とはまったく違う。血液内科という専門の科で診ているような病気だ。

ユリスは二〇二〇年一月に承認されたばかりの新しい薬だ。ウリアデックと同じ理由で、ユリス

薬の販売名（一般名）	初発の痛風を防ぐ効果	リスク
ザイロリック（アロプリノール）	不明	まれに中毒性表皮壊死融解症を起こす
フェブリク（フェブキソスタット）	不明	死亡のリスクが疑われている
ウリアデック／トピロリック（トピロキソスタット）	不明	まれなものについては不明
ユリノーム（ベンズブロマロン）	不明	まれに劇症肝炎を起こす
ベネシッド（プロベネシド）	不明	まれに再生不良性貧血を起こす
ユリス（ドチヌラド）	不明	まれなものについては不明

表１　**尿酸値を下げる薬の例**

もこの先評価が変わってくるかもしれない。ユリスのほうが新しいぶん、ウリアデックより不確実な要素が強いとも言える。

まとめると、尿酸値を下げる薬で初発の痛風を防げるという証拠はなく、薬によっては死亡のリスクを疑われている（表1）。比較的安全な薬でも軽い副作用のリスクとか費用とか飲み続ける面倒さはついて回る。

まれで致命的な副作用をどう考えるかは難しい。

たとえば、自動車を運転すると事故で死ぬかもしれないが、それでも便利さを取って運転している人は多い。飛行機に乗れば落ちるかもしれないし、飲食店で出てきたものは食中毒を起こすかもしれないし、あなたのパートナーはＨＩＶに感染したことを隠しているかもしれない。

こういうリスクにとらわれていると何もできなくなる。明らかな理由があれば、小さいリスクは無視するのが普通の判断だ。

では尿酸の薬の副作用は無視できる程度のリスクだろうか？　そうかもしれない。痛風は痛い。転げ回るほど痛い。仕事や家事どころではなくなる。しかも繰り返す。だから筆者も、痛風になったあとの治療までは否定しない。

しかし痛風になる前の薬は効く証拠がない。リスクがあることはわかっているが、利益は不明なのだ。幸運のおまじないをすると1億回に1回の割合で10万円なくすとしたら、やってみようと思うだろうか。

痛風をめぐる迷信は根が深い。ビールから始まって、食べものにも、薬にも話は広がる。大本になっているのは、「初発の痛風を予防できる」という迷信だ。迷信でもいいから薬を飲みたいと思うならそれも自由だ。だが、迷信だから従わないと考えるのも自由だ。

迷信のために、肉や魚や酒、特にビール、それも好きな銘柄のビールを、プリン体の量がほかの銘柄より多いという理由で、あきらめることはない。

2

タバコ、酒、次の標的

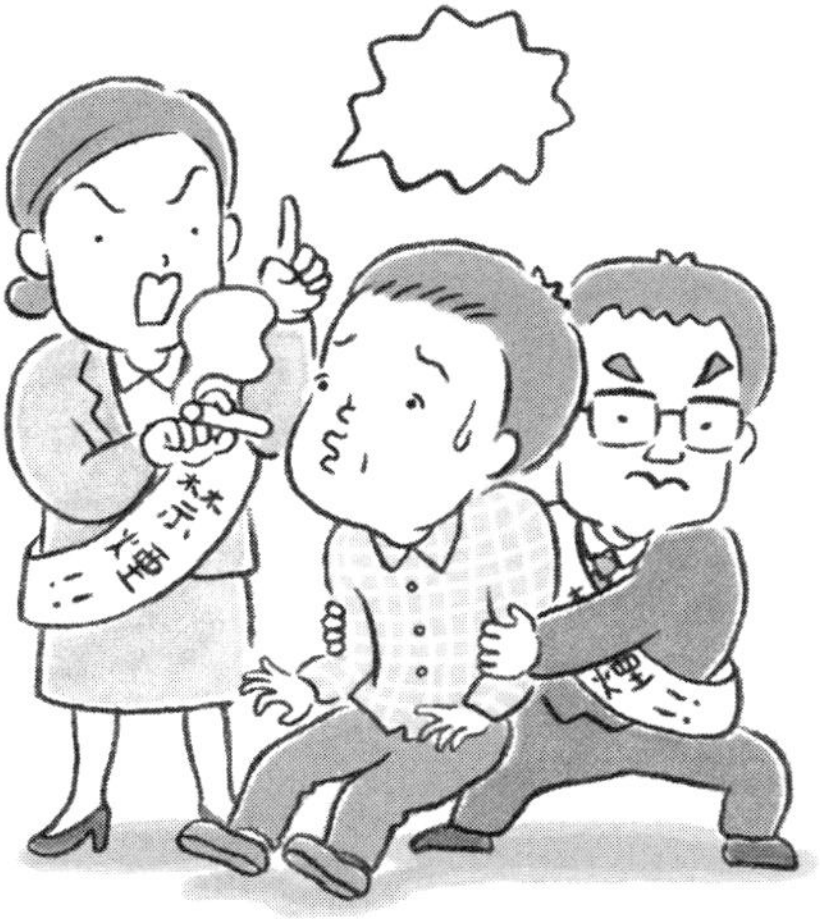

タバコが嫌いな人は多い。筆者も吸わない。吸ったことがない人と、いま禁煙できている人は、ぜひそのまま吸わないでいてほしい。吸っている人はどうか。この本はタバコの害を教え込む本ではないので、結論を急がないでほしい。

この章はある意味で、タバコを吸う人のためにある。それから、吸わないが酒は飲む人と、タバコも酒もやらないが趣味や娯楽のない人生は嫌だと思う人のためでもある。

タバコが体に悪いのは間違いない。学校の先生が言うだけなら怪しむかもしれないが、テレビでも新聞でもネットでも毎日言っている。なにより、タバコの広告や箱にも決まって、肺がんとか死亡とか恐ろしげなことを書いてある（図1）。

写真は筆者がトルコの空港で撮ったものだ。「吸うと死ぬ（Smoking kills）」「喫煙者は早死にする（Smokers die younger）」という巨大な文字の入った巨大なカートンが山積みになっている。いくらなんでも二枚舌が露骨すぎるが、それだけの理由はあるのだろう。

言われなくてもあの臭い煙を吸い込めばいかにも体に悪そうな感じがする。吸う人はそれも知ったうえで吸っているのだろうし、わかっていてもやめられないものだ。吸わない人にとってはそれもまた気味が悪い。

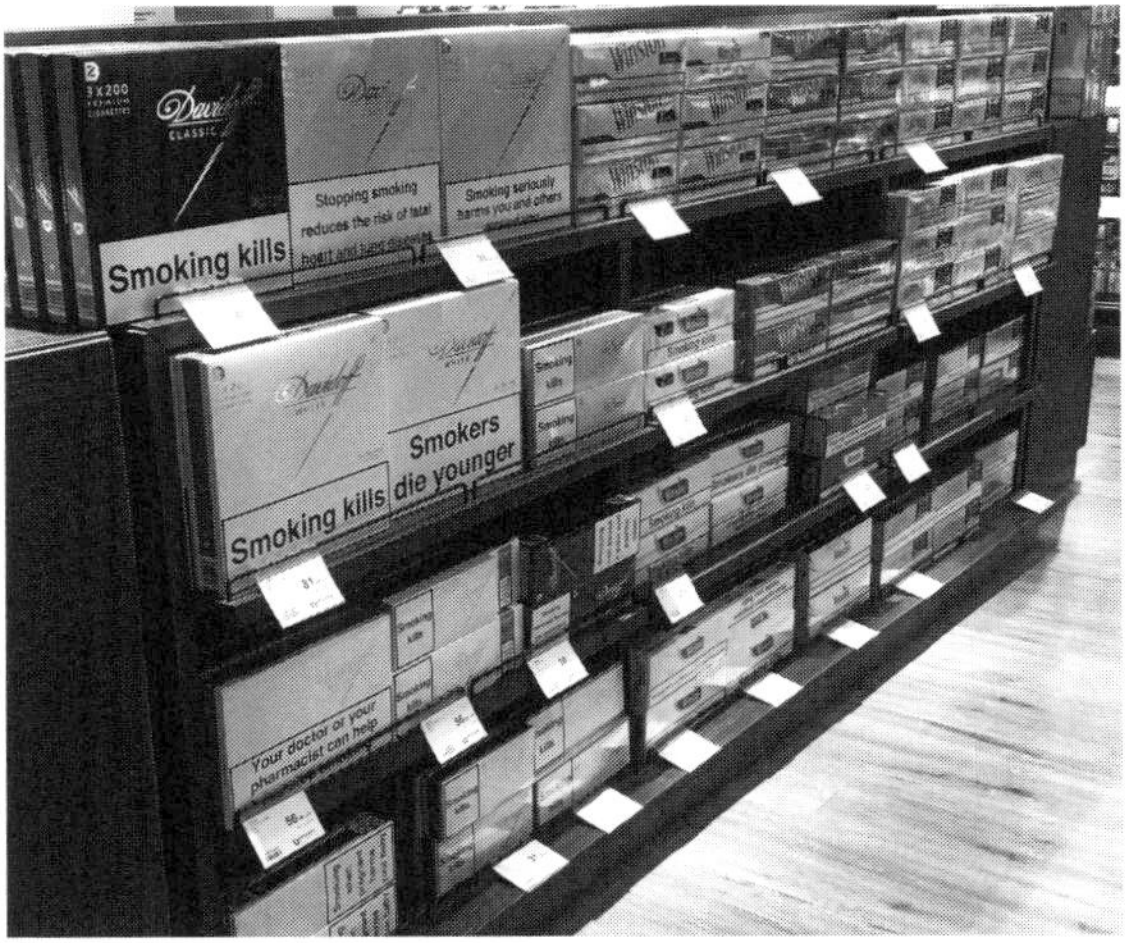

図1　**イスタンブール空港の免税店の風景**（2019年5月筆者撮影）
ひと抱えもあるタバコの箱に「Smoking kills（吸うと死ぬ）」などの注意書きがある。

タバコは肺がんの原因になるだけでなく、慢性閉塞性肺疾患を引き起こし、喉頭がんや食道がんとの関係もはっきりしていて、心筋梗塞や脳卒中を近づけ、その他数えきれないほどの病気を引き寄せる。しかも吸った本人だけでなく、周りで受動喫煙した人にも害がある。健康のためにはタバコは吸わないほうがいい。いま吸っているならすぐにやめるのが一番だ。健康のため、ならば。

ところで人は健康のために生きているわけではない。生きるために健康がある。太く短く生きたい人もいるかもしれない。

若い人に「何歳まで生きたいですか?」と聞くと、70歳とか80歳とか言う人が多いが、60歳以下を言う人も珍しくない。「年齢は関係ないのでいつ死んでも後悔しないように日々をせいいっぱい生きていたい」と言われれば、なるほどそうかとも思える。さてこの人はタバコを吸うだろうか、吸わないだろうか。

タバコは間違いなく体に悪い。だが「体に悪い」という魔法の言葉は思考を停止させがちだ。どう悪く、どの程度悪いのか。もう少し細かく見てみよう。

よく例に出されるのが肺がんだ。タバコで肺がんは増える。よく言われるとおりなのだが、「増える」とはどういう意味だろう。

タバコを吸うと肺がんになるかもしれない。ならないかもしれない。吸わなくてもなるかもしれないし、ならないかもしれない。ずっとタバコを吸っていた人が肺がんになったとしても、タバコのせいかどうかはわからない。吸わなくても肺がんになる人はいる。こう言うとどんどんややこしくなってくる。

タバコの害を正確に言おうとすると小難しい言葉になってしまう（図2）。図を見てわかりやすく説明できると思ったらやってみてほしい（しかもこの図はごく基本的なアイディアを説明しているだけで、実際には交絡《こうらく》という泥沼のような問題を処理しないといけない）。

なぜこんなにややこしいのか。「タバコを吸うと肺がんになる」というのは確率の話であり、統計の話だからだ。ひとりの人生の中で「タバコを吸うと肺がんになる」という統計的事実を身にしみるほど体験することはできない。吸っても肺がんにならない人はいるし、吸わなくても肺がんに

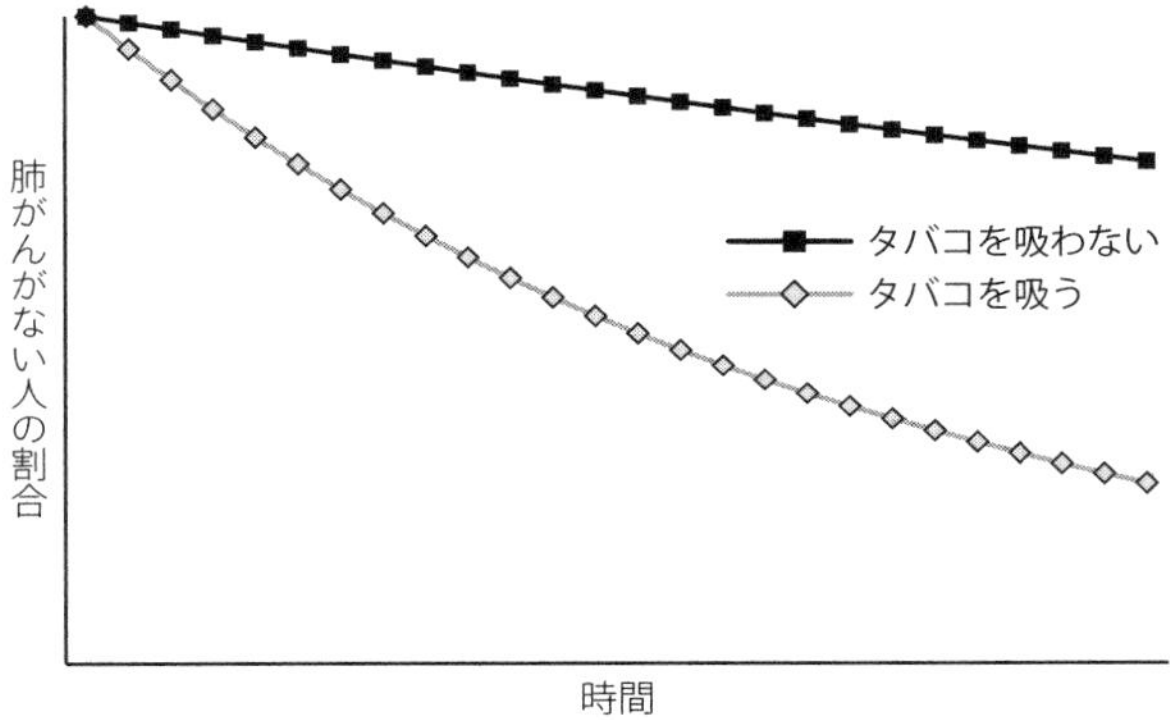

図２　**喫煙と肺がんの関係**
タバコを吸う人のほうが肺がんが多い。この差はタバコが原因かもしれない。

なる人はいる。「でも私の知り合いはタバコの吸いすぎで肺がんになった」と言いたくなっただろうか？　それは正しいかもしれないし、正しくないかもしれない。

私たちは統計によってタバコが肺がんと結びつくことを知っているが、たった一度の経験から原因と結果はわからない。統計データがなければ、「肺がんになった、タバコのせいだ」という考えは迷信と区別がつかない。同じパターンで「蛇が出た、口笛のせいだ」とも「親の死に目に会えなかった、爪を切ったせいだ」とも、なんとでも言えてしまうからだ。ただ結果として統計はタバコの害を示している。

さて世の中には意識の高い人が大勢いて、「このように迷信から脱して科学的にものを考えるには統計の理解が欠かせないのだ」と言い出しがちだ。それはそれで正しいのだけれども、別の言いかたもできる。タバコの害とは、統計という面倒なものを持ち出さなければはっきり言い表すこともできないほどの、ささいなものなのだ。

医学は長い歴史の中で進歩してきた。その結果、数えきれないほどの人が命を救われ、病気から解放され、自由に生きられるようになった。

たとえば、18世紀にレモン果汁の効果（その正体はビタミンCの効果）が発見されたことで、長い航海をしても壊血病で死ぬ心配はなくなった。また日本では脚気が長らく国民病で、徳川の将軍も脚気で死んだという説があるが、(8) 一九一〇年に鈴木梅太郎がオリザニン（ビタミンB_1）を発見したことで脚気克服への道が開けた。ワクチンで天然痘は根絶され、抗菌薬により結核も梅毒も治る病気になった。医学は私たちの生活から危険をひとつひとつ取り除いてきた。

喫煙規制が厳しくなってきたことも医学の進歩だと言えるだろうか？

日本はもともと喫煙に好意的な国だった。スカイツリーのふもとにある「たばこと塩の博物館」に行くとわかる。未成年の喫煙は明治のはじめには禁止されていなかった。* 印象的な喫煙シーンのある小説や映画やテレビドラマの名作は数え切れない。筆者のお気に入りは漫画『ジョジョの奇妙な冒険』だ。この漫画には呼吸法によって不思議な力を発揮する「波紋法」という技が出てくるのだが、波紋法の老師トンペティは、主人公ジョナサンと初めて対面する場面で、パイプを「スッパァ」とふかしている。(9) 呼吸法の先生なのに！

だから、宮崎駿監督の映画『風立ちぬ』に喫煙シーンが多いことに対して日本禁煙学会がクレームをつけたのは現代らしい出来事だ。[10]

そんな国だから、日本では喫煙者がほかの国よりだいぶ多かった。一九六六年には成人男性の83・7％が喫煙者だった。[11] しかしそのころすでに日本の平均寿命は先進諸国と遜色なかったし、一九七五年ごろからは、ずっとトップクラスにいる（図3）[12]。

喫煙者が世界の平均程度まで少なくなったのはやっと二〇一〇年以降のことだ。**[13] そして喫煙者が減った効果で日本の平均寿命が突出したかと言うと、それほどでもない。図を見ると、むしろ中国にはだいぶ追いつかれている。

日本はかつて喫煙者が多いにもかかわらず長寿国だったし、喫煙者が普通の数になってもその分飛び抜けたわけではない。タバコは確かに寿命を縮めるが、ほかの要因、たとえば上下水道の整備とか安定した食料供給とか国民皆保険といった基本的なことを塗り消してしまうほど強い害ではない。

タバコを吸うと、平均して寿命は縮む。だが、医学の歴史に残る劇的な変化に比べれば、タバコの害は、たかが知れたものだ。

* 未成年者喫煙禁止法は明治33年に施行された。

** WHO統計（文献13）と全国たばこ喫煙者率調査によれば、二〇一〇年には世界で男性36・6％、女性7・5％に対して日本で男性36・6％、女性12・1％。二〇一五年には世界で男性36・6％、女性7・5％に対して日本で男性31・0％、女性9・6％。

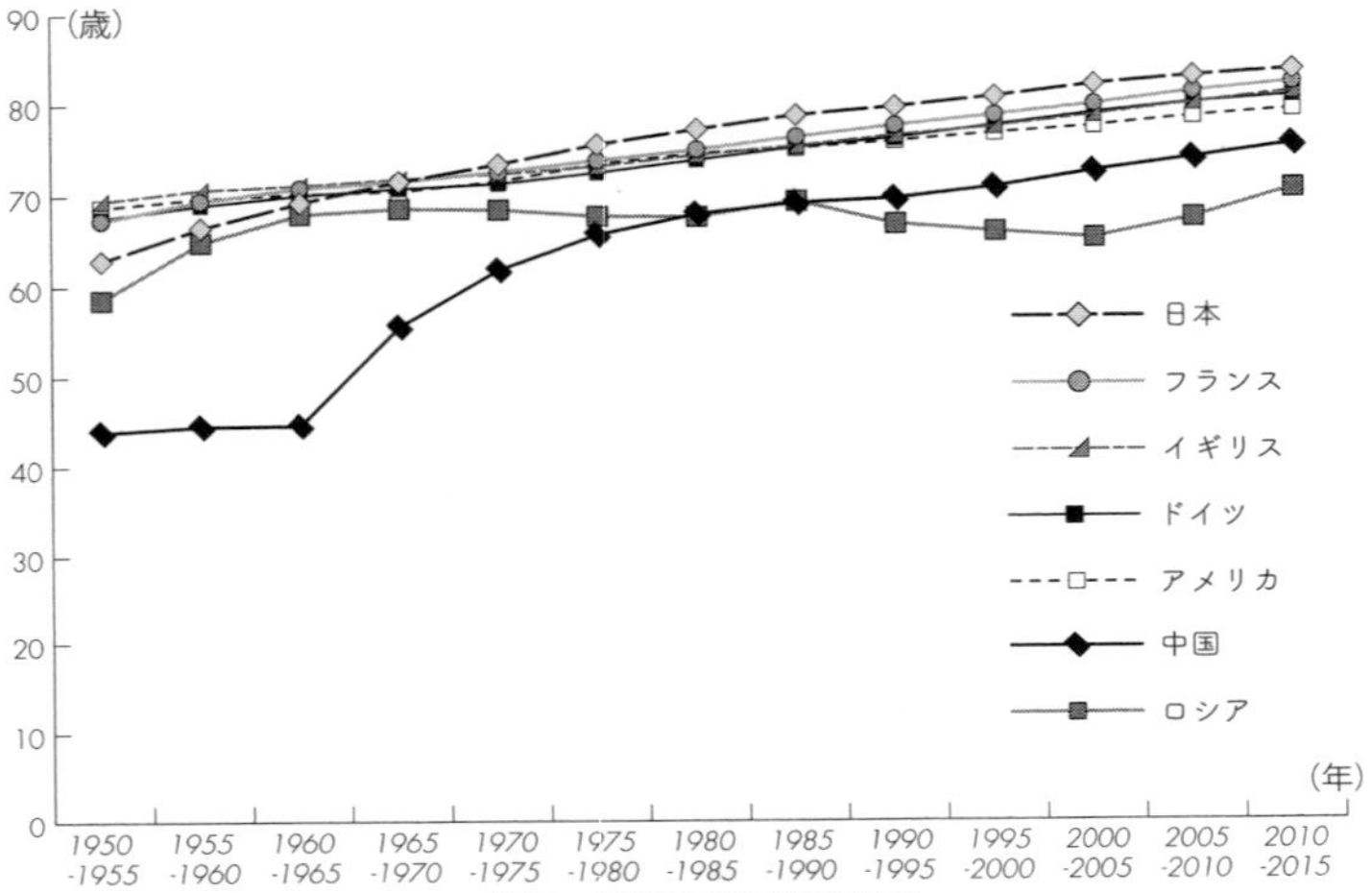

図3　**国別の平均寿命推移**

日本の平均寿命の推移に喫煙者が減った効果は見えない。

現代の医者や教師や役人がこれほど熱心に禁煙を勧めるのは、言い換えれば、タバコの害ほどに目に見えて健康を左右するものが身の回りになくなったということでもある。私たちは日ごろの生活に気をつけようとつけまいと、せいぜいタバコ程度の危険にしかさらされることなく一生を終えることができる。つまり、自由になった。

だから、愛煙家に禁煙を勧めることは、せっかく医学の力で手に入れた自由を手放せと言っていることになる。同じ理屈なら、冬場のノロウイルスにやられないように生ガキは食べないほうがいい。高齢者が年始に餅を食べるなどとんでもない。本当にそうだろうか。

私たちは誰のために生きているのだろう

か？

話が大きくなってきた。抽象的でわかりにくい問題だが、もう少し掘り下げてみたい。ほかの例も見てみよう。

たとえば、酒。タバコと酒には似たところがある。タバコほどではなくても、酒が嫌いな人もいる。痛風の話でビールが飲みたくなった人はきっと、タバコほどには酒を悪者扱いしないでほしいと思っているだろう。酒は本当に体に悪いのだろうか。

アルコール中毒という言葉は日常会話でもよく出てくる。酒は肝臓に悪いともどこかで聞いた。筆者の知り合いでも、飲みすぎて救急車で運ばれた人がひとりやふたりではない。

しかしそれは極端な場合だ。節度をもって飲酒を楽しんでいる人はずっと多いし、ほどほどの量ならむしろ体にいいという話もある。酒は体にいいのか、悪いのか？

最近、医者の世界で飲酒健康説は旗色が悪い。酒はがんにつながるのだという。その説によれば、飲酒の健康効果は「大げさに言われてきた」という。[14] 仮に適量の飲酒で脳卒中や心筋梗塞がいくらか減ったとして、その効果を打ち消すくらいがんが増えるのだとすれば、やはり酒は有害ということになる。

確かに酒を飲んでがんが増えるかは気になるところかもしれない。しかしタバコと同じように、酒で心筋梗塞が減るとかがんが増えるとかの話も、統計的なことだ。目には見えない。明らかに、飲酒運転や二日酔いを心配するほうが先だ。実際に車の運転や翌日の仕事を理由に飲むのをがまんする人は大勢いる。その心配は当たり前に正しい。酒ではなく薬に置き換えれば、飲んだあと眠くなるなら副作用として書いてあるのが当然だし、精神の状態を変えてしまうような薬は「怖くて飲みたくない」という人もいるだろう。

話を整理しよう。酒は体にいいのか悪いのか。悪いに決まっている。飲まないほうがいいのか。健康のためなら、飲まないほうがいい。にもかかわらず、私たちは酒を飲む。明らかに健康に悪いことを、私たちは平気でしているのだ。それはなぜかを思い出してみよう。

酒には文化的な側面がある。コミュニケーションの手段として使われ、やりきれない気分のために飲むこともあるだろうし、ともあれおいしい。

理由はなんでもいい。飲みたいから飲む。健康に悪くても飲みたいと思えば、飲む。そういうものではなかったか。

そういえば、タバコも害が明らかなのに吸う人がいた。吸う理由はいろいろかもしれないが、大きく「吸いたい」という言いかたでまとめておこう。吸いたいから、体には悪いが、吸う。同じように酒も、飲みたいから、体には悪いが、飲む。タバコと酒は似ている。人間は「体にいいか、悪いか」だけを理由に行動を決めているわけではない。

ここでひとつ、タバコが特別扱いされる事情がある。受動喫煙のことだ。受動喫煙も体に悪い。

そして受動喫煙は自分で吸う場合と違い、吸う楽しみはなさそうだし、たいていは不快なことだ。だから受動喫煙の話は単純だ。嫌がる人がいそうな状況で吸うべきではない。これがすべてだ。体に悪いというのは理由のひとつでしかなく、においとかヤニがつくことだけで十分同じ結論が出せる。健康被害がたとえゼロだろうと受動喫煙は悪だ。喫煙者は受動喫煙を最小限にするよう努力するべきだ。

だが、だからといって喫煙が許されないとは言えない。

納得できない人もいるかもしれない。しかし、本人にも他人にも害になるおそれがある娯楽というのは、別にタバコだけではない。酒を飲む人は酔って周りの人にからまないように努力するべきだし、スポーツカーに乗る人は事故を起こさないよう努力するべきだし、料理をする人は食中毒を出さないよう、野球をする人は近所の窓を割らないよう、インスタグラムに投稿する人は友達の個人情報を広めてしまわないよう、努力するべきだ。それでもそうした娯楽が禁止されてはいない。

およそ生活とは他人に迷惑をかけるリスクに満ちているものだが、ある程度までは許容しあっているのが社会というものだ。小さいリスクを許容できない社会は、心が狭い社会だ。

現代の日本はそれなりにリスクを許容している寛容な社会なのだが、なぜかタバコにだけはきわだって強硬になる。そうなったのは最近のことだ。だから、次に同じことが酒にも起こらないとは言えない。いや、酒のリスクにはタバコと似たところがいくつもあり、同じことは遅かれ早かれ繰り返されるかもしれない。

憶測だけで言うのではない。現に飲酒運転はたびたびニュースの見出しになっている。世界の医師も飲酒を減らそうと動き始めている。酒は以前よりさらに嫌われるようになっている。

タバコと酒に起こりつつあることは、実はほかのさまざまなことについても繰り返されている。たとえば、砂糖。砂糖をたっぷり使った甘いお菓子を食べると、いかにも太りそうな感じがする。実際に太っていて甘いものが大好きな人を、誰でもひとりかふたりは知っているはずだ。たしかに砂糖は太る。だから砂糖は体に悪いとも言われがちだ。肥満は病気を近づけるから、太るのは悪いことだと考えるなら、砂糖は悪いというのも間違ってはいない。

ただし、ここで言う「肥満」とは、日常的な感覚の「太る」とはだいぶかけ離れた意味だ。医者の言葉では、肥満の程度を表すのにＢＭＩという数字を使う。体重÷身長÷身長がＢＭＩだ。身長の単位はメートルで計算する。

つまり、体重が49・5㎏で身長が１５０㎝なら、

$$49.5 \div 1.5 \div 1.5 = 22$$

でＢＭＩは22という計算だ。ＢＭＩは18から25くらいが健康的ということになっている。世界共通の基準で、ＢＭＩが30以上を肥満と呼ぶ。[*] ＢＭＩが30というのは、身長１５０㎝なら

67・5kg、160cmなら76・8kgという計算だ。

日本でBMIが30を超える人は、二〇一六年の時点で全人口の4・4%しかいない。(15) 日本の平均BMIは、二〇一六年に世界保健機関（WHO）のデータがある一九一か国の中で一六六位だ。(16) 日本より下位には、インドやエチオピアといった中低所得の国しかない。対して、日本以外の先進国、特にアメリカでは、肥満の問題は深刻だ。** BMIが30を超える人は日本ではたまにしか見かけないが、アメリカでは全国平均をほんの少し上回るだけだ。*** 中学校か高校のクラスを思い出して、その中で一番太っていた人を思い出して、クラスの半分が同じ体型だと想像してほしい。アメリカはそういう国だ。

アメリカ人が考えるダイエットというのは、BMIが31だったのを29にするということだ。日本人はもともとそんなに太っていない。

＊WHOの基準による。なお日本肥満学会はBMIが25以上を「肥満（1度）」と定義しているが、これに相当する言葉はoverweightであり、肥満（obesity）とは区別される。overweightの訳語は定着したものがないようだ。

＊＊平均BMIで言うとアメリカより上位には最近金持ちになった国々がある。こうした国々はもともと粗食だったのだが、食べものが変わったことで急激に肥満が増えた。それはそれで大きな問題になっているのだが、人口とか歴史の長さ、文化的影響力といった面を加味すれば、やはり肥満の本場はアメリカだ。

＊＊＊前述の統計で、アメリカの二〇一六年の平均BMIは29・1である。

ダイエットにいそしむ日本人をアメリカ人が見たら「そんなにスリムなのに、どうしてわざわざ苦しいダイエットをするの?」と思うかもしれない。アメリカでは、一日に一人あたり3、682kcalが供給されている。日本では2、726kcalだ。[*17] アメリカ人にとっては、たしかに砂糖をがまんして野菜を増やすことが大切かもしれない。しかし日本人はもともと食べすぎてなどいないかもしれないし、砂糖もそれほど多くないかもしれない。まとめて言えば、アメリカ人は日本人よりはるかに太っていて、アメリカ人のすることが日本人にも合うとは限らない。アメリカの流行についていかなければいけないと思うのは迷信だ。

アメリカと日本の違いはさておいても、自分は太っていると感じる日本人は大勢いる。やせたい日本人は、やはり甘いお菓子をがまんするべきだろうか。

もちろん、食べたければ食べればいい。がまんしたければすればいい。どちらが健康的か? どうでもいい。

この本はダイエット本ではない。と同時に、ダイエットをやめさせる本でもない。ダイエットの目的が健康だという迷信を捨てるための本だ。

大事なことは健康のほかにもいろいろある。テレビで見たから、流行っているから、目標を達成するための努力を楽しみたいから、ダイエットをする理由は人それぞれだ。それこそが文化というものだ。だから、頼みもしないのに「健康のために正しいダイエット」とかいうものを教えてくれる面々は、自分でも気づかないうちに、人間の文化的な営みを否定している。
食べものだけではない。運動は体にいいのだという。

たしかに加齢とともに衰える体を若々しく保つには運動が役に立つかもしれない。線維筋痛症には運動療法が効果を現す場合がある。[18] 腰痛があってもすぐに動いたほうが痛みが軽くなることが多い。[19]

しかし運動嫌いな人もいる。運動という苦痛に耐えることは誰も強制できない。

反対に、スポーツが健康の害になるかもしれないという話もたまにある。長距離走者は心臓が止まって死ぬことがあるとか、[20] 元アメフト選手の脳にはアルツハイマー病に関係するとされるタウタンパク質がたまっているという話が、[21] さも大発見のように有名医学誌に載っている。

もちろん、スポーツが原因でけがや病気になった人は気の毒だし、場合によっては誰かが補償するべきなのかもしれない。しかし、だからといって「アイルトン・セナは安全運転をするべきだった」とか「力石徹は無理な減量をするべきではなかった」と考えるのは、どう見ても間違っている。

体を動かす爽やかさ、スポーツでつながった友達と仲良くなること、卓越した選手が人に夢を与え

＊この数値は食糧生産に基づいたものであり、「供給」のすべてを実際に食べているわけではない。アメリカについては実際に食べた量を見つけられなかったが、日本では平成27年国民健康・栄養調査で1、897㎉とされている。

ることは、明らかに医学の問題ではない。

タバコは吸いたければ吸えばいいし、酒は飲みたければ飲めばいいし、甘いものは食べたければ食べ、がまんしたければがまんすればいい。

人の指図は要らない。一事が万事、私たちには自由に生きて不健康になる権利がある。

ナッツはやせる。赤肉と加工肉は大腸がんを増やす。トランス脂肪酸は心血管疾患を増やす。そんな話はすべて、事実の半分にすぎない。肉を食べても食べなくても、大腸がんにはなるかもしれないしならないかもしれない。統計的に若干の差があったとしても、自分ひとりの人生で実感できるほどの差ではない。それよりも、長年にわたって食べものに気をつける負担のほうがはるかに大きい。にもかかわらず、都合のいい面だけを取り上げれば、あたかも世のため人のために役立つ知識のように見えてしまう。

健康を気にしていると、生活のあらゆる範囲を監視することになってしまう。

子供を産んだことのある女性は乳がんが少なく、若いうちに産めばさらに少ない。[22] それがどうした？　どうもしないのだ。子供を産むかどうかまで「あなたの健康のため」と言って指図されてはかなわない。

健康のために生活に気をつけなければいけないという考えは、迷信だ。いまの生活を多少がまんすることで、健康になり、将来の生活が快適になることが確かなら、やってみるのもいいだろう。

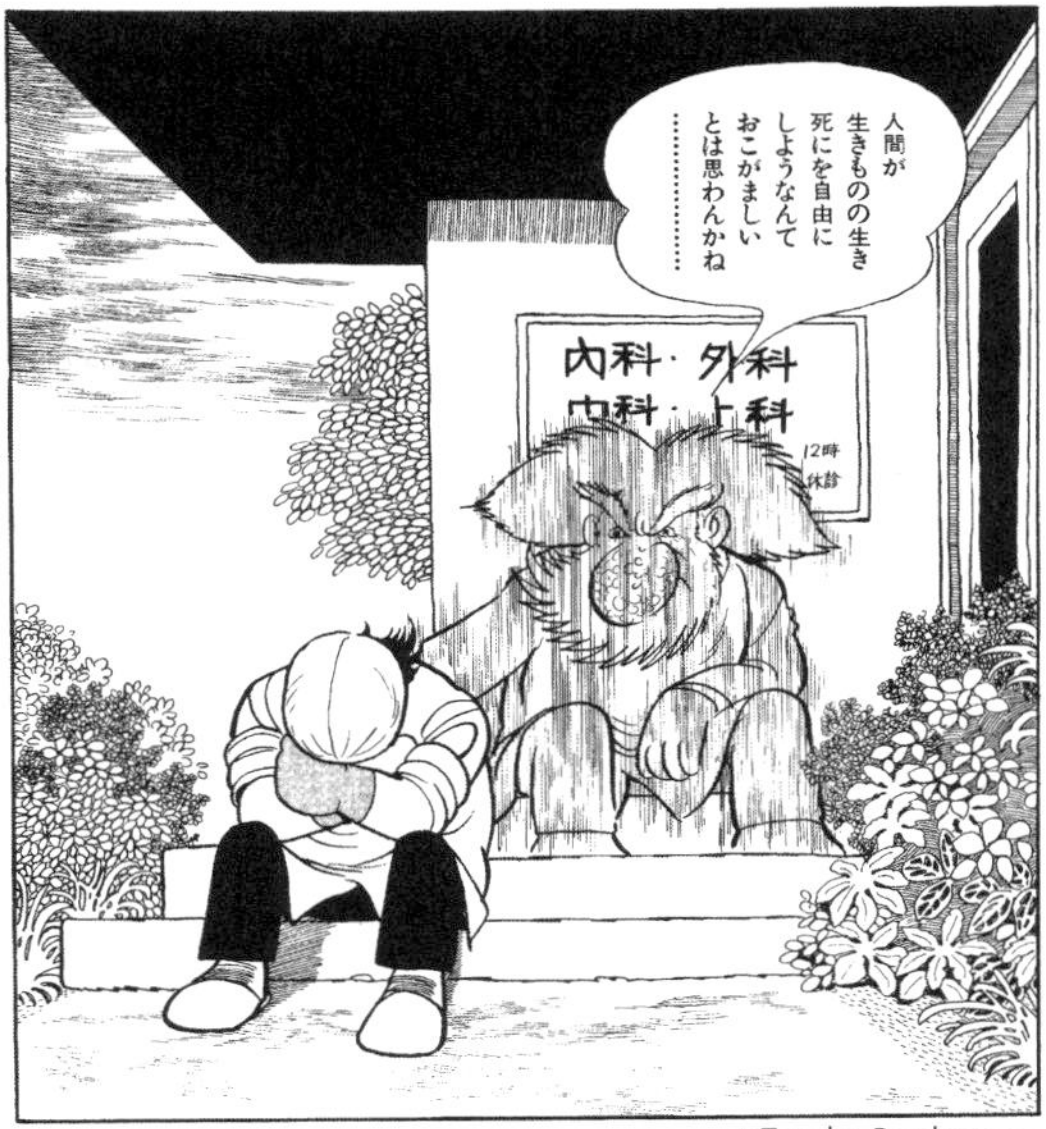

人間が
生きものの生き
死にを自由に
しようなんて
おこがましい
とは思わんかね
…………
内科・外科
12時
休診

©Tezuka Productions

図４

しかし、なんでも健康第一にしてしまうと、効果があるのかないのかわからないことにまで、はてしなく「気をつけ」ることになってしまう。

漫画『ブラック・ジャック』の有名なセリフにあるとおり、人間が生きものの生き死にを自由にしようなんて、おこがましい(23)（図４）。

3

ゲーム障害、アスペルガー症候群、うつ病

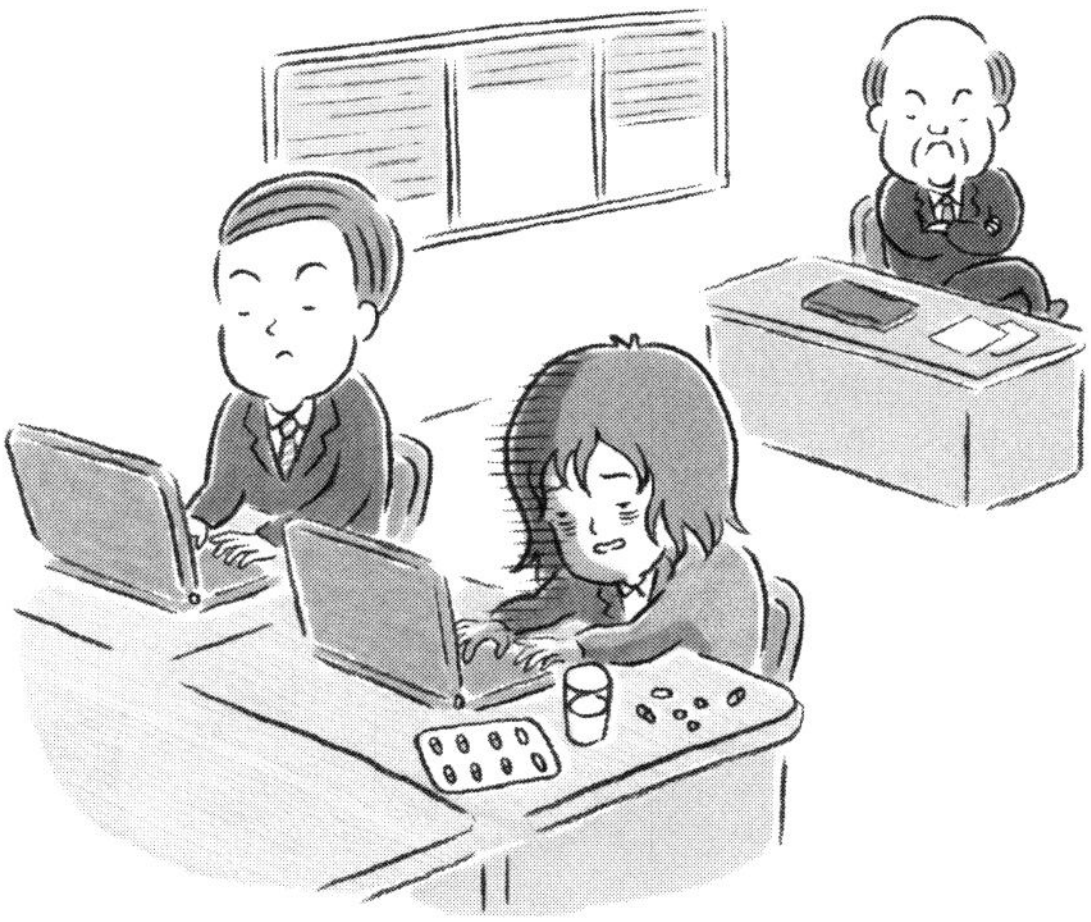

現代人の心はひどく痛めつけられている。疲れたとき、嫌なことがあったとき、一見何もかもうまくいっているのに心の奥底で感じている不安を誰もわかってくれないとき、心は痛む。

そんなときは仕事を休みたくなるかもしれない。休んで楽になるなら休むのはいい考えだ。人づきあいに問題があるなら、しばらく独りになってみるのもいいかもしれない。もしも優しい家族や友達がいて、余計なアドバイスなんかしないで静かに気持ちを聞いてくれるなら、話してみるだけでも心が軽くなることがある。思いつくことはひととおり試したけれども楽にならず、どうにも困ったときには、精神科*に相談する方法もある。

精神科では長い長い問診をする。話しながら精神科医はあなたの表情とかしぐさを観察している。一見心の問題のようでも、実は甲状腺か何かの病気が原因になっていることもあるので、採血して検査をすることもある。そして精神科医の判断で病名をつける。精神科医はあなたが話したことのどこが病名に当てはまるのか説明してくれるかもしれない。あなたが正常範囲だと思っていたことが精神科医の基準では病的だと言われることも、逆にあなたが心配していたことが精神科医の目には正常範囲だと言われることもある。

では、正常な心と異常な心に違いはあるのだろうか？

心を分類するのは精神科医にとっても難題だ。

精神科の病名は時代とともに変わってきている。痛風はギリシアの時代から痛風だが、ADHD（注意欠陥多動性障害）という病名は最近までなかった。「ゲーム障害」も最近できた病名だ。ゲームにのめりこみすぎるのは病気だという。

たしかにゲームばかりしている人はいる。ゲームのために大金を使うとか、本来の仕事や勉強を休んでしまうといったことは、ちょっと理解しがたい、というのが普通の感覚だろう。

筆者はスマホゲームで一度に55、600円使ったことがある。そのころの年収はたぶん読者の平均よりだいぶ低かったから、けっこうな出費だ。後悔した。けれども止められなかった。そういう人はいる。

筆者だけのことではなくて、最近もアメリカ海軍の医師が、6週間から8週間ほど一日中スマホゲームを続けていたら指の腱がちぎれた人のことを報告した。[24] 筆者はゲーム好きな人にはおおむね同情するのだけれども、ここまでいけば「異常ではないか」と言いたくなる。

＊精神科という名前はイメージが悪いからか、精神科のことを心療内科と呼ぶ人もいる。医者から見ると精神科と心療内科は別々の診療科で、別々の歴史があり、やっていることもかなり違うのだが、言い換え語としての「心療内科」があまりに普及しているので、この本で「精神科」と言っているものを「それは心療内科ではないのか」と感じる読者もいるかもしれない。そういう人はてきとうに読み換えてかまわない。

ゲームで生活を壊してしまうことは明らかに現代の問題だ。もしそれを「心のどこかがおかしくなっている」ととらえるなら、新しい病名を発明することが必要になるかもしれない。世界の精神科医はいろいろ考えた結果、ゲームのやりすぎは新しい病気だという結論に達したようだ。

ゲーム障害は新しい概念だから、一部の人に違和感を与えたとしても不思議なことではない。筆者も違和感を持っているが、世の中全体から見れば筆者の感覚が時代遅れなのかもしれないし、筆者自身の異常に自覚が足りないと言うべきなのかもしれない。

とはいえ大まかに言って、ゲームが好きな人は大なり小なり、「あなたは病気かもしれない」と言われたら変な感じがするのではないだろうか。ゲーム好きは本当に病気だろうか。

あまりに極端な人には、たとえば同居している家族なら、ゲームはほどほどにするように助言し、悩みごとでもあるのではないかと持ちかけ、ただ遊んでいるだけだと思ったら厳しく言い、最後にはゲーム機を叩き割るかもしれない。

現代ではそこに「精神科に連れて行く」という選択肢も加わる。治療にはカウンセリングとか認知行動療法とかの方法がある。ゲームをやめさせるために医学的なカウンセリングをするというわけだ。逆に言えば、医師の力を借りるためには病名が要る。

そこで「ゲーム障害は病気か」という問題は、実質的にはこう言い換えられる。身近にゲームをやめさせたい人がいたとして、精神科に連れて行こうと思うだろうか。

ゲームのやりすぎはよくないのでやめたほうがいい。それは当たり前のことでもあるが、言われた人は「大きなお世話」と感じるかもしれない。

タバコがよくないのも酒がよくないのも私たちは知っているが、それでもタバコや酒をやる権利はある。同じように、ゲームで生活が破綻しようと「ほっといて」と言う人を説得することはできるだろうか。

体に悪いという理由で、タバコの次には酒、さらに新しい標的が次々と狙われている。それはいい面もあるのだが、「体に悪いこと」が増えるごとに、私たちの生活は少しずつ息苦しくなっていく。きりがないから、「体に悪い」というだけで思考停止するわけにはいかない。

ゲーム障害はあくまで「障害」、つまり生活が妨げられている様子を指すことになっている。しかし、ある種の人にとっては、ほかのことよりもゲームが生活に欠かせないものかもしれない。筆者はいまでこそなるべく触らないようにしているけれども、疲れたとき、誰とも話したくないとき、ゲームに手が伸びる人の気持ちはわかる。

それに、「ゲーム」という言葉が指すものを私たちははっきり区別できるのだろうか。ゲームのように仕事に夢中になっている人はいないだろうか。ゲームのように恋愛をする人を見たことはないだろうか（ゲーム障害とは別に「強迫的性行動症」という病名もあってややこしいのだけれど）。

ゲームが現代の問題だと言うなら、近い将来、ＳＮＳを使いすぎるとか、「いいね」をほしがりすぎるということにも病名がつくかもしれない。これは空想を言っているのではなく、現にＳＮＳは医学の問題として研究され、論文になり、医学誌に載って全世界の医師の目に入っている。(25)

ゲーム障害の理屈に従えば、なんでも病気にすることができる。緊張すると下痢になることは過敏性腸症候群、若いのに髪が薄くなることは男性型脱毛症、女性のセックス嫌いは性欲減退症候群かもしれない。

病名があれば治療もある。しかし、過敏性腸症候群という病名があってもなくても、下痢なら下痢止め、便秘ならゆるい下剤を買ってきて飲むことは別にとがめられない。「潜在的には何万人もの患者がいると思われるが、多くは診断されないままでいる」とされる病気は、診断されなくても困らない病気でもあるかもしれない。ならば、それは病気だろうか？ 女性は男性とセックスをしたいと思わなければ異常であり、治療されなければいけないのだろうか？

異常かどうかがよくわからないまま急速に知られるようになった病名もある。アスペルガー症候群*はそのひとつだ。

アスペルガー症候群は、相互的社会関係の質的異常と、限定された異常に強い関心が特徴と言われる。アスペルガー症候群という名前はともかく、実際にそのような特徴を強く表し、自身も他人も困らせてしまうような人は、いる。筆者も出会ったことがある。

アスペルガー症候群の特徴とされている点以外の性格は十人十色だ。中にはひどく攻撃的でしょっちゅうもめごとを起こしている人もいる。自分の特徴を把握したうえで社会になじむよう努力し、それなりにうまくやれている人もいる。それだけ多様な人々を同じ「アスペルガー症候群」という言葉で括ってしまうことには違和感もある。

だいいち、相互的社会関係がうまくできないとか、限定された強い関心ということが、そんなに異常なのだろうか。筆者のことを言うと、自慢ではないが、友達は少ない。仕事以外で家族以外の人と話すことはめったにない。アマゾンさえあれば生活できるからだ。だから筆者は相互的社会関係が質的に異常かもしれない。それに、限定された強い関心とやらも当てはまるかもしれない。趣味の古美術の話をすれば何時間でも続けられる。誰でもウィキペディアで検索すれば1時間で詳しくなれることだし、関連書籍をキンドルにダウンロードすればもっと詳しくなれるのだけれど。こんなふうに、ちょっと「当てはまるかな？」と思いついたら、当てはまりそうな例を見つけてくることは簡単だ。現にネットにはアスペルガー症候群の自己診断を名乗るページがゴロゴロしている。

ネットスラングで「アスペ」と言えば、単におかしなふるまいを指す。それくらいアスペルガー症候群はゆるく薄まった概念として理解されている。

＊現在多数派の命名ルールでは、アスペルガー症候群という名前は採用されていない。現行の命名法のひとつでＩＣＤ－11というものがあるが、その前のバージョンのＩＣＤ－10にはアスペルガー症候群という名前があった。以下の記述はＩＣＤ－10の定義を参照している。

では、アスペルガー症候群の定義がわかりにくいことで、困る人はいるだろうか。性格が悪いのは、アスペルガー症候群であろうとなかろうと、治せないし、医療費の助成があるわけでもない。だから、たとえ「自己診断」が間違っていたとしても、誰にも迷惑をかけない。

アスペルガー症候群と似た意味の、自閉症スペクトラム障害という言葉もある。スペクトラムとは、少しずつ程度の違った例が連続して現れる様子を表現している。つまり、アスペルガー症候群のような人もいる一方で、自閉症という言葉のほうが当たっていそうに思える人もいるし、正常に近く見える人もいる。そうした多様な人々を含むのが、自閉症スペクトラム障害という概念だ。スペクトラムの中では、個人差は程度の差であり、明確な境界はないと考えられている。にもかかわらず、正常と自閉症スペクトラム障害のあいだには明確な境界があることになっている。

繰り返すが、人とうまく話せなくて困っている人はいる。周りの人が困っていることもある。しかし、病名があれば困らなくなるわけではない。

にもかかわらず、アスペルガー症候群という奇妙な概念は流通してしまっている。それはただ性格を形容する現代風の言葉にすぎないのかもしれない。

だとすれば、それはなぜ病名なのだろうか。

ほかの例に当てはめてみよう。うつについて。

うつ、うつ病という言葉は毎日のように目に入ってくる。うつという言葉が現在使われているような意味になったのは、二〇〇〇年にパキシル（一般名パロキセチン）という薬が登場したころからだ。

薬がなぜ関係するのかと言うと、そのころ製薬企業などがうつ・うつ病を多くの人に知ってもらおうと立ち回っていたからだ。うつ病の新薬の治験の広告が全国紙新聞に載り、「気分が沈む、やる気がでない、何事にも興味がもてず楽しめない、疲れやすく横になりたい、食欲がでない、よく眠れない」といった症状がある人に協力を呼びかけた（図5）。

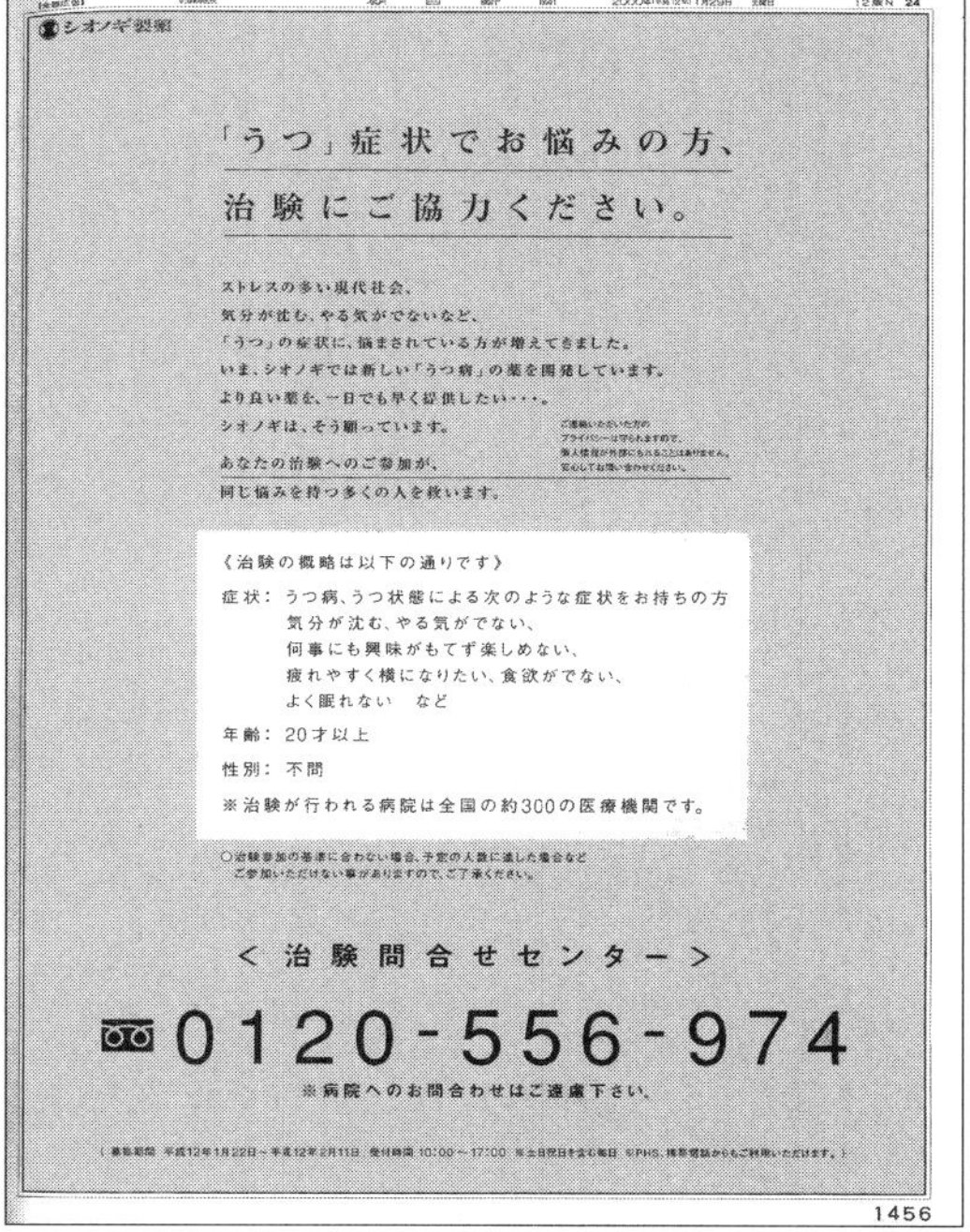

図5　**2000年1月29日朝日新聞東京朝刊24面全面広告**
ほぼ同じ広告は1月22日秋田魁新報13面、1月22日北海道新聞12面、2月5日読売新聞36面にも掲載された。

　一緒に載った別の広告では、木の実ナナが「私は、バリバリの「鬱」です」と告白した。

　テレビＣＭでは木村多江が「いつからです

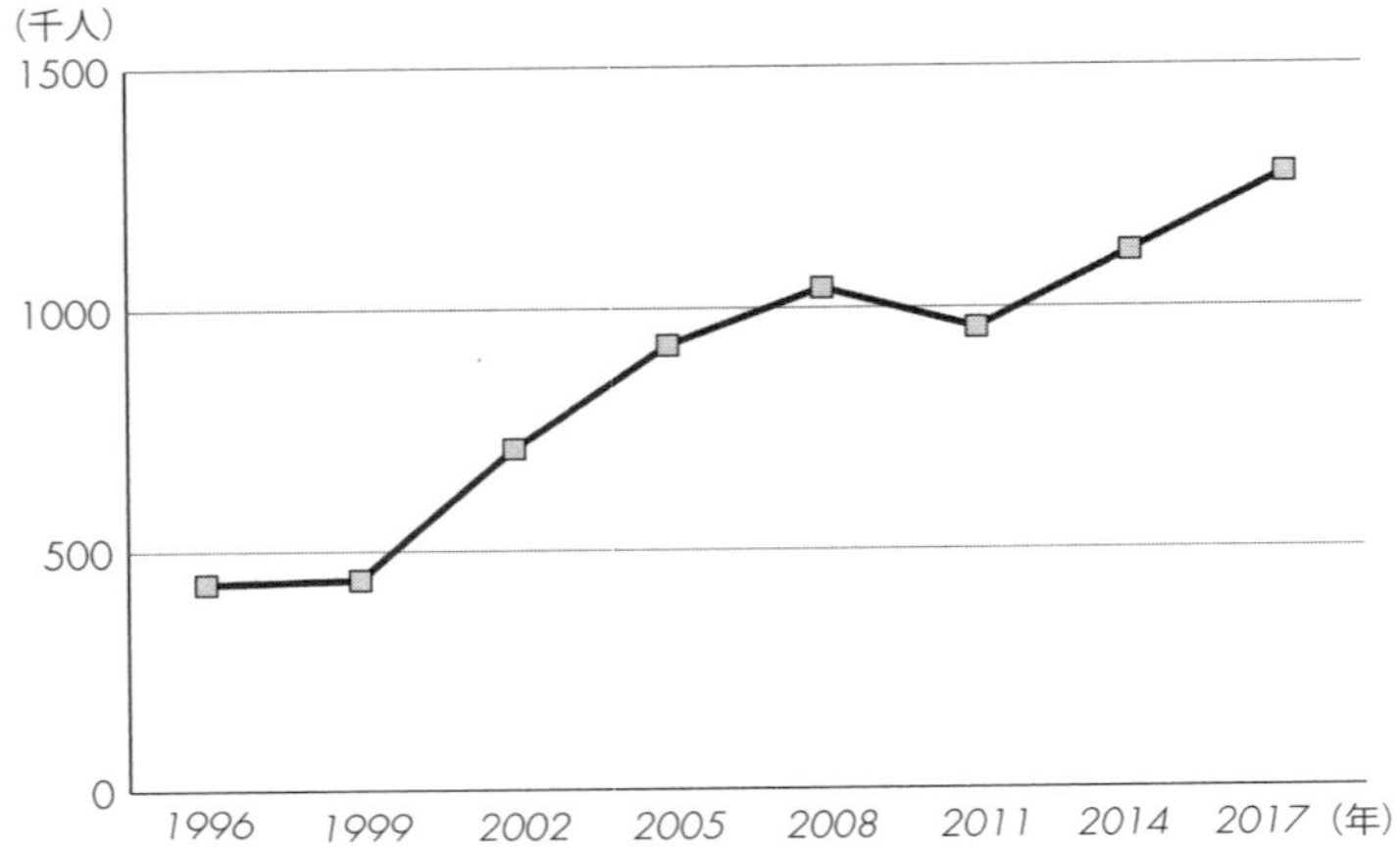

図6　**気分障害の患者数推移**
患者数は1996年から2017年までの21年間で3倍近くに増えている。

か？　いつからがまんしてるんですか？」と呼びかけ、ナレーションが「うつは1か月、辛かったらお医者さんへ。それ以上がまんしないでください」と続けた。木の実ナナの広告にもある「心の風邪」という言葉がまさに風邪のように広まった。そして、うつ病患者は急増した[26]（図6）。

　この図は厚生労働省の統計をもとにしたもので、「気分［感情］障害（躁うつ病を含む）」にあたる推計患者数を示している。このうち大部分はうつ病の人だと思われる。一九九六年の43万3千人から二〇一七年の127万6千人まで、実に3倍近くに増えている。

　もちろん、これだけのわずかな情報から、「うつは広告で作られた」と決めつけることはできない。しかし確実だと思われるのは、パキシル以前から、うつのような状態にあってもうつと言われなかった人がいるということだ。そうでなければ木の実ナナの広告が「人間は、だれでも「うつ」になる可能性があります」と主張する意味がわからない。

病気は客観的に確実に患者の中に固まっているのではない。病気は患者とその周りの人のあいだで作られる。だから広告によって私たちの「病気に対する態度」は変わるのが当然だし、それは病気そのものの意味が変わることを意味する。

うつの例が古すぎてわからなければ、爆笑問題が「お医者さんに相談だ」と言ったCMでもいい。あなたはあのCMを見るより前に、抜け毛は病院で相談するものだと思っていただろうか。数年経って、最近のCMではGACKTが「薄毛は病院という方、増えてるみたいです」と言っている。

日本でうつ病と診断される人は急増した。では、うつ病を「発見」することは、いいことだろうか。診断すれば治療ができるのだからいいことかもしれない。抗うつ薬の効果で元気が出る人は(統計上だが)実在する。*それに、体に鞭打つようにして働いていた人が、診断書をもらったことで仕事を休めるようになるとしたら、いいことかもしれない。

しかし、自分に置き換えて想像してほしい。過労で心がつらくなってきたら、うつ病になるよりはるか手前で休みたいのが当然ではないだろうか。たしかに世の中には、精神科に行くのを嫌がっ

＊ただしパキシルの添付文書は18歳未満の人について「自殺に関するリスクが増加するとの報告もある」ことを警告している。

てどんどん自分を追い込んでしまう人もいる。もし同僚がそんな調子になったら、最初に説得して休ませる責任があるのは誰だろうか。明らかに、説得するのは医師より先に家族や上司であるべきだ。診断書がなければ休ませない上司がもしいるなら、その上司が間違っている。診断書は「医者もこう言っているのだから」と説得するための材料にすぎない。医師の判断がすべてに優先するわけではなく、診断書を見て態度を変える上司が部下をちゃんと見ていないだけだ。こう考えるなら、うつ病という言葉は本質的ではない。

実は、病名が確かな実態を反映するとは限らず、誰かが作った診断基準によって同じ人を病気にしたりしなかったりしてしまうという問題は、診断基準を作る立場の人にも認識されている。DSM-Ⅳという診断基準の作成委員長だったアレン・フランセスは、著書の中でこんなことを言っている。

> 診断のインフレを示す証拠は至るところにある。精神疾患の爆発的流行は過去一五年間に四度あった。小児の双極性障害は、信じがたいことに四〇倍に増えた。自閉症はなんと二〇倍に増えた。注意欠陥・多動性障害は三倍になった。成人の双極性障害は倍増した。有病率が急上昇するとき、そこにはそれまで見落とされていた本物の患者がいくらかは含まれている――診断とそれに基づく治療を切実に必要としている人たちだ。しかし、こ

れほど多くの人々、とりわけ子どもが、なぜ突然病気と見なされるのかは、診断が正確になったというだけでは説明できない。(27)

病気が客観的で確かなものだと思うのは迷信だ。

うつ病とそうでないものの境界は明確ではない。うつ病であったとしても、なかったとしても、仕事を休むべきかどうかは別のことだ。うつ病という言葉にとらわれていると、本当の問題だったはずの過重労働には手を付けられないまま、いつのまにか抗うつ薬の種類や量が大きな問題に思えてくるかもしれない。

アスペルガー症候群であっても同じことだ。病名は何か、診断基準のどの項目に当てはまるかといったことは、その人の困りごとにはなんの関係もない。必要なのはその人をよく見て助けてくれる人であり、医師である必要はなく、医師がとりわけ適任というわけでもない。

ゲーム障害もそうだ。ゲームがやめられなくて自分でも困るほどなら、他人が助ける方法は無数にあり、医師が特別有力な方法を持っているわけではない。

病気の名前がどんどん作られていくのは、要するに、医学の押し売りにすぎない。

4

血圧、コレステロール、メタボ

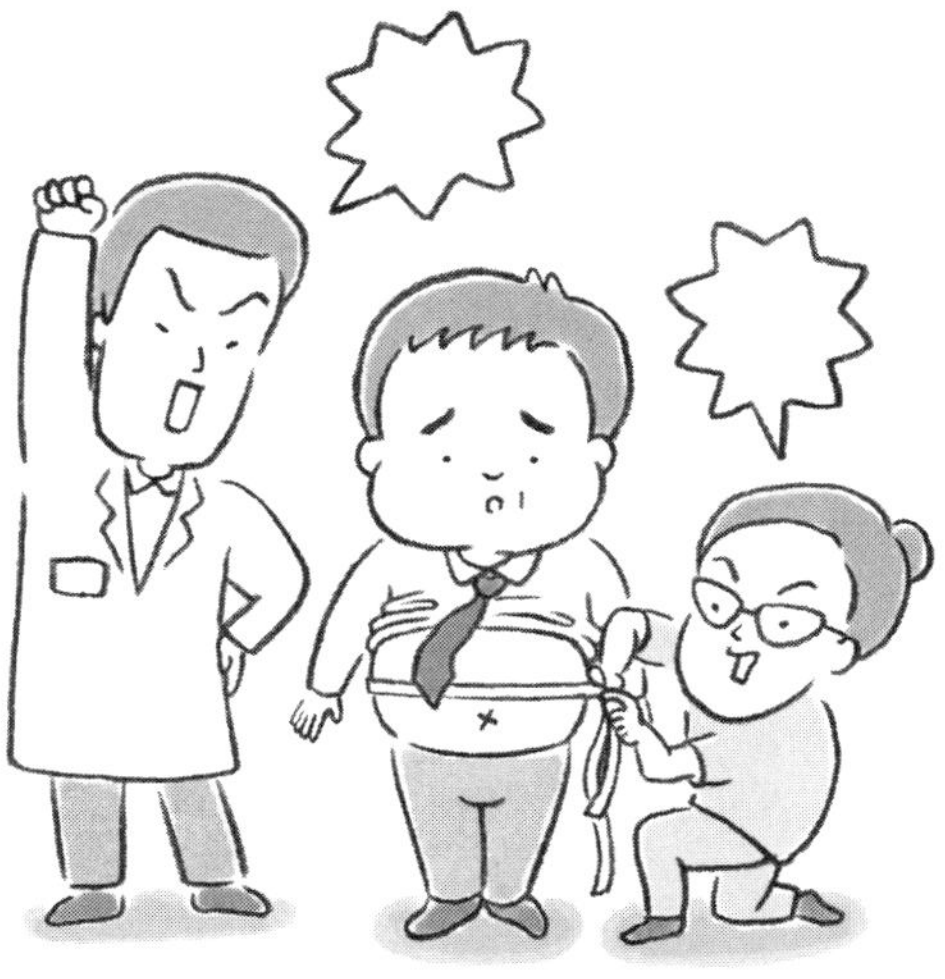

あなたの周りに、資格を取るのが趣味の人はいるだろうか。健康に関係ありそうな資格を持っている人はいるだろうか。「健康管理能力検定」を聞いたことはあるだろうか。

筆者は、一時東武沿線に住んでいて、電車に乗るとたまに健康管理能力検定の車内広告を見かけた（図7）。

自分の健康管理について他人が「能力」を測れるというのは不思議な話だし、それを「検定」してもらうと何が証明されるのだろう。

そもそも健康管理とはなんのことだろう。早寝早起きして三食欠かさず、外から帰ったら手を洗っていれば、たしかにいくらか調子よく過ごせるかもしれない。しかし実際には、それよりはるかに多くのことが健康に結び付けられている。

たとえば血圧がよく話題になる。血圧は低いほうがいいのだろうか。そして、下げたほうがいいのだろうか。

高血圧が続いていると脳出血の確率が高くなる。ほかにも心筋梗塞など無数の病気と関係がある。だから血圧はたしかに健康と関係しているし、高血圧でないほうがいい。

しかし普通、血圧は測らなければわからない。血圧が高くて困るのではなく、脳出血が困るのだ。

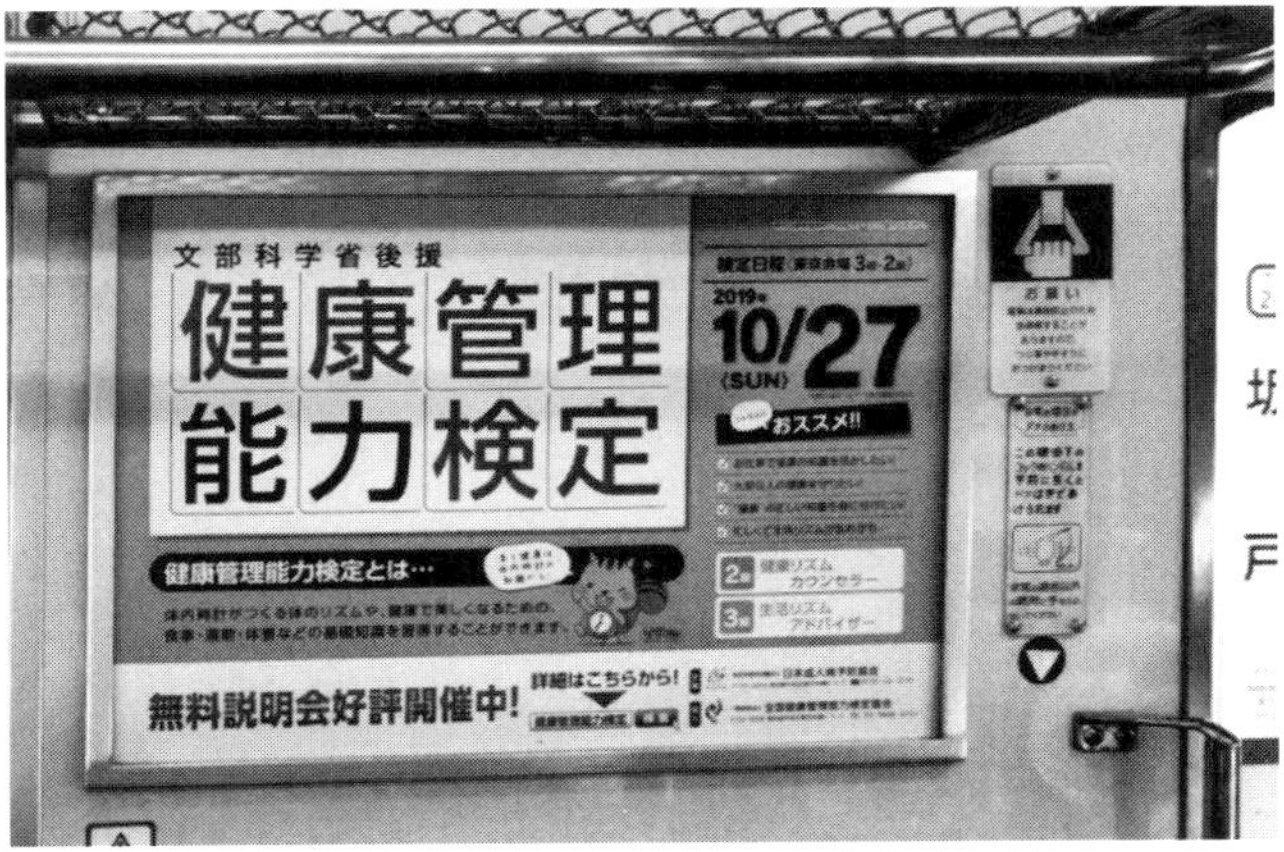

図7　**健康管理能力検定の車内広告**
この「検定」はいったい何を試し、何を証明してくれるのだろう？

血圧の変化を自覚できる場面はごく限られている。気が付かないうちに血圧はしょっちゅう変わっている。家にいるより病院にいるほうが緊張で血圧が高めになる人が多いので、家で測った血圧には5ぐらい足して考えることもある。もともと血圧が低くて「上が95、下が55」ぐらいしかなくても自覚症状はない人もいる。上が200ぐらいになっても普通は何も感じない。* 高血圧を「治療」するべきだと言われるのは、いま困っているからではなく、将来困らないようにするためだ。
だから高血圧は、常識的な意味の「病気」とは違っている。「症状がない病気」という言葉はと

＊高血圧緊急症というまれな例外もあるが、「高血圧とは何か」を考えるうえでは枝葉にすぎない。高血圧がこれほど広く知られているのは明らかに、高血圧緊急症のせいではなく、脳出血のせいだ。

ても奇妙だ。だからこそ悪いことに思えるのかもしれない。しかも、高血圧の基準はある日突然変わる。歴史上は180から140へと変わってきたし、[*28][29]アメリカの学会は二〇一七年にさらに130に下げた。[30]

誰かが作った基準で病気にされてしまうという点では、高血圧もゲーム障害やアスペルガー症候群と同じだ。大きな違いとして、高血圧にははっきりと効く薬があり、治療すればいいことがある。すると次の疑問は、いいことがあるならみんなやらないといけないのか、という点だ。受験勉強をするとおおむねいいことがあるが、みんなやるわけではないし、「受験勉強しない病」などという病名はない(ゲーム障害はあるのに)。高血圧は何が違うのだろうか。

すぐに思いつくのは、高血圧は主に体の問題だが、受験勉強は体の問題ではない部分が大きそうだということだ。だから将来「受験勉強をさせられる薬」が発明されれば「受験勉強しない病」は普通の病名として知られるようになり、すべての生徒が定期的に検診を受けるよう指導されるようになり、さらには予防のためすべての生徒にあらかじめ薬を飲ませるのが当たり前になるかもしれない。同じ理屈で「投票に行かない病」や「自衛隊に反対する病」がいつか生まれてもおかしくない。冗談はさておき、高血圧は薬があるので病気らしい点があると言える。

薬の話ばかりするのは変に思えるだろうか。高血圧と言えば食事や運動が大事だというのがむしろ常識かもしれない。しかし、本当にそうだろうか。

まず、食事療法や運動療法はたいてい苦痛だという点を思い出してほしい。栄養バランスを計算するのはそれだけでもけっこう面倒だ。それにもし、いつものレシピの塩としょうゆを半分にしろと言われたら、おいしく作れるだろうか。料理が得意だからできるという人も、代わりに手間をかけるとか、ちょっと高い食材を使うことにはなっていないだろうか。そのすべてが一生続くとしたらどうだろうか。食事に「気をつける」というのは簡単に言われがちだが、実はものすごく負担が大きいことなのだ。

運動もなかなかたいへんだ。ジムに通っている人は多いが、同じくらいの熱心さで毎週欠かさず3年続けている人はどれくらいいるだろう。趣味なら始めるのもやめるのも自由だけれども、血圧の治療だと考えたとたん、運動は一生続く義務になってしまう。楽しいはずのことでも、人から強制されると楽しめない、という経験はないだろうか。

食事や運動を治療と考えるのは相当の負担を意味する。

効果についてもデータを見ておこう。

誰でも「塩分で血圧が上がる」という説は知っていると思う。そして日本人の食事は欧米人に比

＊一九五九年にＷＨＯが発行した報告書が、「正常血圧の人と高血圧の人の間に明確な境界線はない」としつつ「１６０／95」という基準値を示している（文献28）。一九九七年にはアメリカの「高血圧の予防、検出、評価、治療に関する合同国家委員会」の報告書（文献29）が１４０を基準とし、以後この基準値が広まった。

べて塩分がかなり多い。欧米人は1日あたり食塩8・6gぐらいが普通だが、[*31]日本人では平均9・5gだ。[32]ならば日本人には高血圧がとびきり多いのかと言うとそうでもない。二〇一七年の調査では高血圧の人が一千万人ほどいた。[**33]対して、二〇一五年から二〇一六年のアメリカの調査では、二十歳以上の人のうち3割以上が高血圧だった。[34]減塩健康説で全体は説明できないことがわかる。塩分の多い食事をしている日本人で高血圧が多くないのだから。

そして欧米人が言う減塩食というのはなかなか過激なものだ。研究によれば、食塩11・1gを3・6gに減らすことで血圧は白人なら1ぐらい、黒人なら4ぐらい下がる。アジア人だと、なんと下がらない。[35]思い出してほしい。血圧は家で測るか病院で測るかだけでも5ぐらい違う。減塩食の効果はそれより小さいかもしれない。

運動については、どんな運動かによってもだいぶ違うようだし、諸説あって定まらない。ある研究報告によれば、運動の方法によって血圧が10くらい下がったりぜんぜん下がらなかったりするのだという。[36]方法によるというところがくせものだ。たとえば高校の勉強は、方法によって東大に入れる人も高校を卒業できない人もいる。どれくらいを当てにすればいいだろうか。東大に入るレベルでやって、血圧は10しか下がらないのだ。

食事療法も運動療法も、負担が大きいわりに、効果はあまり当てにできないと考えたほうがよさそうだ。だからこの先は、「血圧を下げる」と言えば薬のことと考えることにする。ただし、この本はみんなに薬を勧める本ではない。あくまで「薬で血圧を下げるのはいいことか」という疑問をシンプルに考えたいだけだ。

さて、高血圧は健康に悪い。薬で下げると健康効果がある。それなら、血圧はみんなが下げるべきだろうか。

受験勉強のたとえをもう一度持ち出してみる。高血圧と受験勉強の違いは薬だが、ほかの点は似ている。受験勉強はやったほうがいいことになっているが、現実にはみんながセンター試験で満点近くを取るわけではない。明らかに、受験生はそれぞれ受験勉強以外に自分の好きなことをしていて、それは悪いこととはみなされていない。

血圧も下げたほうがいいと言うが、現実にはすべての「患者」が目標値まで血圧を下げているわけではない。受験勉強でさえ満点でなくてもいいのに、血圧だけは満点でなければいけないと思うのは望みが高いのではないだろうか。

さらに視野を広げてみよう。

＊アメリカの保健福祉省と農務省のガイドラインによると、アメリカの成人は１日平均３、４００mgを超えるナトリウムを食べていて、２、３００mg未満に減らすべきだという（文献31）。食塩に換算すると８・６gを５・８gに減らせと言われていることになる。

＊＊「本態性（原発性）高血圧（症）」の総患者数は９８９万９千人だった。

血圧を下げるのは、大まかに言って、脳出血を防ぐためだ。

タバコと肺がんの関係と同じように、高血圧と脳出血の関係も確率の問題だ。血圧が高くても低くても、脳出血にはなるかもしれないしならないかもしれない。血圧を下げたほうが脳出血の確率は低くなる。その差が治療の効果ということになっている。効果はひとりの人生の中で体感できるほどではない。統計を持ち出さなければ正確に言い表すこともできない程度の効果だ。

そして、脳出血は単純に言って加齢現象であり、長生きすればいつか必ず出会う。脳出血の「予防」とは、現実には脳出血を遅らせることを意味する。人はいつか死ぬ。つまり、脳出血で死ななければほかの原因で死ぬ（図8）。

それでも脳出血を遅らせて寿命を伸ばせるなら価値があるかもしれない。

ただし、寿命が伸びるとは、ほかの病気に出会う時間が増えるということでもある。

現代の日本で脳出血*を防ぐとは、たとえばがん・心筋梗塞・肺炎を増やすことを意味する。どれも長生きすれば必ず出会う種類のことで、脳出血になりやすい年齢になると一斉に来る。「どうせ死ぬならがんがいい」と思っているなら、血圧は下げたほうがいい。血圧を下げれば心筋梗塞も減る方向に働く。いやいやがんも防ぎたい、検診で早期発見しよう、と考えるのもある意味では正しい。それは肺炎で死にやすくなることを意味する。肺炎も防ぎたい、肺炎球菌ワクチンを打とう、と考えてもいい。あらゆる病気を予防すれば、必ず予防した病気で死ぬ。

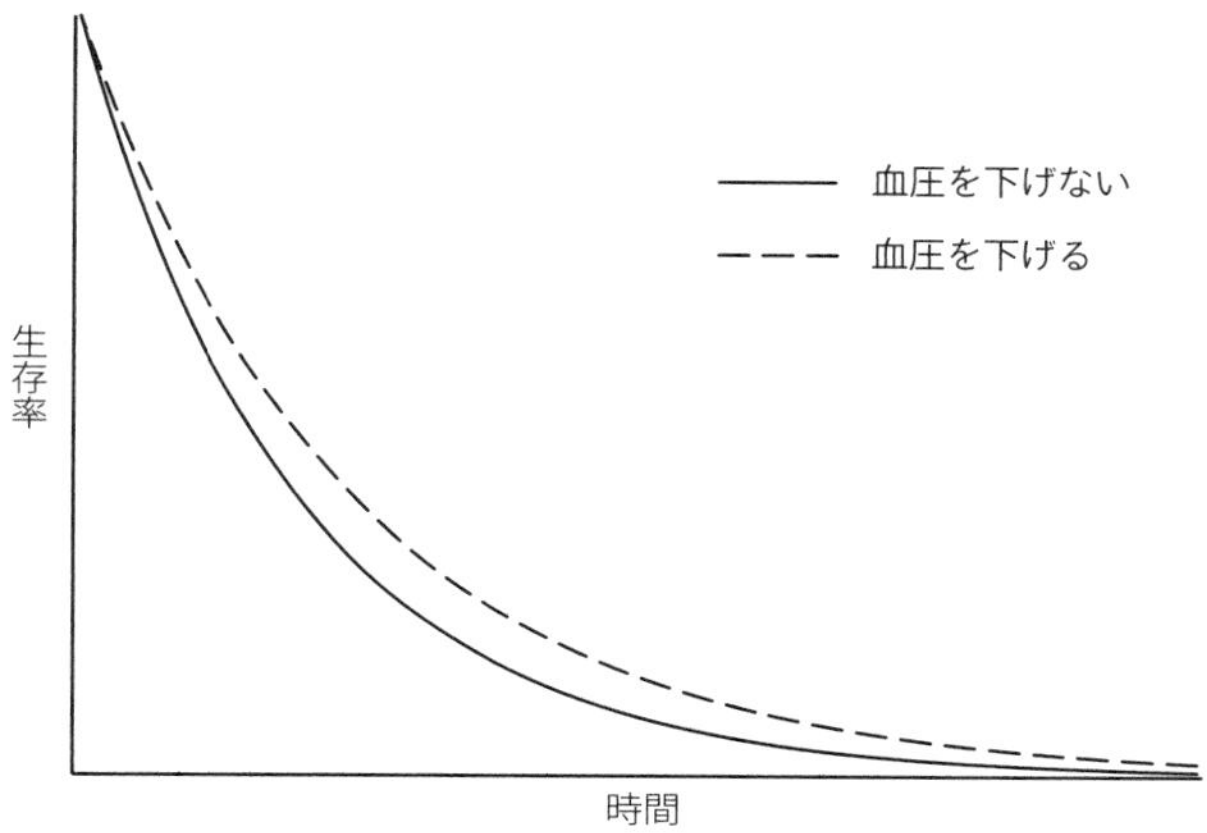

図８　**高血圧治療の有無と生存率**
血圧を下げたほうが生存率は高くなるが、人数で言うと時間とともに差は小さくなる。

人はいつか死ぬのだから、ひとつの死因を減らすことと、ほかの死因を増やすことは、論理的に同じだ。「予防」をすればするほど（それが有効だと仮定して）、平均して病気に出会うのは遅くなり、寿命は伸びる。それはいいことかもしれないが、いずれどれかにはなる。「予防したのに病気になった」と後悔するのが嫌だから、「予防をしない」と考えるのは個人の自由だ。気をつけて病気になるのと、気をつけないで病気になるのとでは、気をつけないほうがいいかもしれない。現代の主な死因は、どれもそういう種類の病気だ。

ここでも高血圧と受験は似ている。受験勉強ばかりしていると人生の大事なことを見落とす。血

＊以下、脳出血と脳梗塞とくも膜下出血をわざとごっちゃにしている。高血圧は脳梗塞とくも膜下出血による死亡も増やすから、議論の方向は同じだ。

圧のことばかり考えていても、大事なことを見落とすのだ。

だから高血圧と言われても、薬を始めましょうと言われても、何もしないのは本人の自由だ。ある程度まで放っておいて、たとえば「血圧200が見えてきたのでそろそろ下げよう」と考えるのも自由だ。薬を一度始めてから、「60歳を過ぎたからもう長生きのための薬はやめよう」と考えるのも自由だ。ここで挙げた200とか60歳という数字にはなんの意味もない。個人には、自分の人生について、なんの意味もない基準を自分で決める権利がある。

そんな無茶をして後悔するのが怖いだろうか？ それならもちろん、血圧を下げるのも自由だ。自分で決めればいい。誰かの顔色を伺う必要はない。

受験生の成績が悪いときに教師が「どうしてもっと早く勉強しておかなかったのか」と言えばただのパワハラだ。そんなことを言っても過去は変えられないし、受験生は教師が嫌いになってますます勉強しなくなるだけだ。同じように、病気になった人に対して、親族や上司が「どうして毎年健康診断に行かなかったのか」と言ってもただのパワハラだ。パワハラにおびえて言いなりになることはない。

高血圧と同じように、コレステロール[*]という言葉も独り歩きしている。コレステロールの検査値が高くても低くても、自覚症状はない。[**] コレステロールが問題になるのは、やはり脳や心臓の病気の予防のためだ。

血圧と同じように、コレステロールの薬の「予防」効果もささやかなものだ。いや、血圧よりもさらに、コレステロールの影響はぼんやりしている。

血圧を下げると脳出血が減ったというデータは豊富にある。しかし、高コレステロール血症があれば必ず薬を飲むべきとは言えない。

どの程度だったら下げるのか、どの程度まで下げればいいか、という研究は無数にあるが、コレステロールの数値だけを基準にして薬を始め、病気を予防する効果を出せたというものは少ない。アメリカの学会が作ったガイドラインは、検査値がものすごく高いとか、心筋梗塞になったあとか、糖尿病があるといった要素を組み合わせて判断するよう勧めている。(37) 健康診断で「基準値より高い」という結果が出てもまだわからないということだ。

コレステロールと言えばまず食べものが気になるかもしれない。しかし、厚生労働省が出している『日本人の食事摂取基準』という本は、食事のコレステロールに「目標量は設定しない」としている。

＊「善玉コレステロール（HDLコレステロール）」と「悪玉コレステロール（LDLコレステロール）」の区別はこの話にはあまり関係ない。そこでこの本では「コレステロール」と言えばだいたいLDLコレステロールを指すことにして、リポタンパク質と結合していない脂質分子としてのコレステロールを指す場合は区別しない。時には気まぐれに「高コレステロール血症」をも「コレステロール」と言い換えてみる。

＊＊家族性高コレステロール血症などの極端な場合には、かかとが黄色くなるとかの症状もあるが、はるかに多くの人が自覚症状とは関係なく検査値を知らされている。

いる。[38] 二〇一五年版からこの内容になっているのだが、二〇一〇年版ではコレステロール制限を勧めていた。

どういうことか。二〇一五年版から引用しよう。

経口摂取されるコレステロール（食事性コレステロール）は体内で作られるコレステロールの1／3～1／7を占めるのに過ぎない。また、コレステロールを多く摂取すると肝臓でのコレステロール合成は減少し、逆に少なく摂取するとコレステロール合成は増加し、末梢への補給が一定に保たれるようにフィードバック機構が働く。このためコレステロール摂取量が直接血中総コレステロール値に反映されるわけではない。[39]

引用箇所は一九八七年の論文[40]に基づいている。20年以上前にわかっていた科学的事実を厚生労働省がようやく認めて態度を改めたというわけだ。

それならコレステロールという言葉に意味はあるのだろうか。「コレステロールは食べものにも含まれている」という知識は、健康の役には立たない。食べもののコレステロールは気にしなくていいと、厚生労働省が言ってくれているのだから。コレステロールは検査でだけ出てくる言葉であってよい。だから、検査値を自分で理解して主治医に意見したい人以外には、そもそもコレステロールという言葉を知るメリットがない。

とはいえ、なんとなく不安になるかもしれない。今日までコレステロールの少ない食事が体にいいと信じていたのに。理屈ではわかっても、気持ちはなかなかついてこないものだ。

だから、心配な人はこれまでどおりコレステロール制限をしてもいい。効果があるかないかは関係ない。「そんな無駄なことはやめろ」と大きなお世話を言ってくる人こそ間違っている。自由に生きるとはそういうことだ。

視野を広げてみよう。なぜ血圧とコレステロールがこんなに話題にされるのか。なぜ食事がいつも大事そうに言われるのだろうか。

血圧とかコレステロールと聞くと、なんとなく「太ると有害、やせなければいけない」と連想しないだろうか。「太ると有害」というのはほとんど統計の話だ。血圧を下げれば、コレステロール値を下げれば、長年のうちに統計的に差がつくかもしれないということだ。血圧が高かろうと、コレステロール値が高かろうと、脳出血にも心筋梗塞にも無縁の人は大勢いる（そういう人はがんか肺炎で死ぬのかもしれない）。同時に、血圧が低くコレステロール値も低くても、脳出血か心筋梗塞になる人はなる。この差は統計的でしかない。統計的な差というものは、やせるための苦労に比べれば無視してもいい。

生活習慣病という言葉は本末転倒だ。生活を自由にしたいから病気を防ごうと思ったのに、病気を防ぐために生活をがまんしろと言われるのだから。

ただ細かく言うと、「太ると有害」理論の中には糖尿病という重要な要素がある。話は逸れるが、糖尿病は大事なのでいくらか触れておこう。

糖尿病は、血圧やコレステロールに比べるとはるかに迷信じみた部分の少ない、病気らしい病気だ。

血糖値が高いとのどが渇く。その状態が続くと、早い人では数年ほどで目が見えにくくなってくる。手足の感覚が鈍くなったり、しびれるような痛みが出たりする。ひどくなると足がバイキンにやられて真っ黒になったりもする。ある日突然息が苦しくなって気を失うこともある。

程度に個人差はあるが、糖尿病を10年間治療しなければ何らかの症状を感じる人はかなり多い。だから、血圧とかコレステロールのように糖尿病まで「確率の問題であって実感できない」と片付けるわけにはいかない。太ると必ず糖尿病になるわけではないし、太っていなくても糖尿病になる人はいるが、やはり太ったほうが糖尿病にはなりやすい。

だからたとえば、ＢＭＩが25以上ある人、つまり身長１６０㎝の女性なら64㎏以上、身長１７０㎝の男性なら73㎏以上ある人が、年に1回くらい血糖値を測ってみるのは迷信とは言えない（ＢＭＩを基準にすることに強い理由はない。太っていなくても糖尿病になる人はなる）。血糖値が引っかかったら病院に行ったほうがいい。それが嫌なら血糖値は測らないほうがいい。

糖尿病だと言われたら、食事療法を使って血糖値を下げたい人は下げてもいい。しかし、下げなくてもすぐに死ぬわけではないし、必ず目が見えなくなるとか、必ず透析になるわけでもない。リスクと引き換えに食べたいものを食べるのは自由だ。

それに血糖値を下げる方法は食事療法だけではない。「食事療法は絶対に嫌なので薬をください」と言ってもいい。薬には副作用もあるが、糖尿病の薬は競争がものすごく激しいので、フェブリクのように疑われた薬は市場から消えている。*

自由を選ぶなら、ことあるごとに「食事療法は嫌です、食べたいものを食べます」と断言するのをためらってはいけない。「それならよそに行ってください」と言われたら「紹介状をください」と言えばいい。

肝心なのは、万一急に倒れて運ばれたときに備えること。自分に意識がなくて話せないときに、以前にどんな病気にかかったか、いまはどんな薬を飲んでいるか、緊急連絡先はどこの誰かといったことを医師や看護師がどうやって知るか。かかりつけの病院があれば診療拒否されない程度に付き合って診察券を持ち歩けばいいし、「お薬手帳」に全部書き込んで持ち歩いてもいい。それさえ確保できれば薬を拒否するのも自由だ。「食事療法は嫌です、薬も飲みません、だから通いません」

---

* ロシグリタゾンという薬の例がある。8章で少し詳しく触れる。

と言えばいい。目が悪くなってきたら眼科に行けばいい。ついでに血糖値も下げたくなったら内科宛の紹介状をもらってもいい。

とんでもないことに思えるかもしれないが、何も言わず通院をやめるよりは病院に歩み寄った態度だ。現実には通院が嫌になって放置してしまう人も大勢いる。[*] それ以前に、健康診断で引っかかっただけでも責められた気持ちになって病院に行かない人とか、健康診断を受けると何か出そうなのが嫌で受けない人も大勢いる。

筆者の父は、ずいぶん前に糖尿病と診断されたのだが、長いこと病院にも通わず、もちろん食事療法や運動療法を自力で続けることもなく、元気に生活していた。するとあるとき入院させられ、自己注射のインスリンを持って帰ってきた。だいぶ怖くなったようなので、これからは薬を続けるのかなと思っていたが、しばらくするとインスリンは打たなくなっていた。父はいまでも元気だ。

筆者は父の主治医ではないので治療方針に口出しはしなかった。ただ一般的な知識として、このままだと目や腎臓や神経が危ないとか、急に倒れることもあるといったことは説明した。それでも「食べものに気をつけるように」とは言わなかった。目の前でビールを飲むのも止めなかった。親不孝だとは思わない。親が病気だからという理由で、親にとって嫌なことを命令するほうが親不孝だと思う。親が病気ならそれまでよりいっそう優しくするのが孝行だと思う。

糖尿病の治療は私事であって、義務ではない。無治療の期間があれば症状は増えるかもしれないし、早死ににつながるかもしれないが、それでもいいと思えるなら、選ぶのは自由だ。歳をとるにつれて調子が悪くなってくることと、元気なうちから病院に通って毎日薬を飲むのと、どちらが嫌か、選べばいいのだ。

病院に行くと「もっと早く来ていれば目が悪くならなかったのに」と言われるかもしれない。ならば「いまさらどうしようもないことを言わないでください」と答えるのは人間として当然の権利だ。あるいは「もっと治療に協力してくれないと困ります」と言われるかもしれない。それには「怒られると通うのが嫌になります」と言うのが人間として当然の返事だ。主役は自分なのだから。

なんでも医師の言うとおりにしないといけないと思うのは迷信だ。

生活習慣病というものはない。生活を自由にするために病院がある。病院のために生きる必要はない。

事実としても、生活と病気の関係はそんなに強くない。糖尿病を除けば、ほかに実感できるほどの違いはない。肥満による変形性膝関節症で膝が痛くなり、睡眠時無呼吸症候群で昼間に眠気が続く、などと言われるが、どれも太れば必ずなるものではないし、それなりに治療法もあるし、すぐに死ぬほどのことではない。眠いと交通事故を起こすかもしれない？　そういうときに病院を使う。

＊そのようにしてある日ふらっと初診外来に現れる人を筆者は何人も診た。本人のおぼろげな記憶を頼りに「詳細不明だが副作用のため薬剤中止した」とカルテに書き、おそるおそる薬を出すたびに、「せめて紹介状があれば」と思ったものだ。

病院で「やせたほうがいい」と言われても「やせないから来たんですが」と返せばいい。ましてや、頼んでもいないのに「やせたほうがいい」と言ってくる人は、親切のふりをした弱い者いじめでしかない。

世の中には太った人をいじめなければどうしても気が済まない人たちがいて、統計をいじくり回しては、肥満であの病気もこの病気も増えると楽しそうに言い合っている。

そういう人たちにとっては「太るのは悪い」という結論があらかじめ決まっている。統計からは結論に合うことしか読み取ろうとしていないのだ。結論が先に決まっているのだから、いまさら大発見が出てくるはずもない。

だから、日本では二〇〇〇年ごろから言われるようになった「メタボリックシンドローム」もまた、そもそも生まれる必要のない言葉だった。だからこそ「メタボ」が流行語になることができた。メタボとは単に「太っている」という意味だ。誰もがあらかじめ意味を知っていたから、「太っている」を「メタボ」と言い換えることが急激に広まった。

流行語は本質をとらえている。メタボリックシンドロームは太っている人によくある特徴を寄せ集めたものだ(表2)[41]。

メタボリックシンドロームという病名がなくても、もともと血圧にも血糖値にもコレステロール値にも基準があって、それぞれ病名をつけられるようになっている。メタボリックシンドロームは、

内臓脂肪（腹腔内脂肪）蓄積
ウエスト周囲径　男性 ≧ 85 cm 女性 ≧ 90 cm （内臓脂肪面積　男女とも ≧ 100 cm^2 に相当）
上記に加え以下のうち 2 項目以上
高トリグリセライド血症　≧ 150 mg/dL かつ / または 低 HDL コレステロール血症 < 40 mg/dL　男女とも
収縮期血圧　≧　130 mmHg かつ / または 拡張期血圧　≧　85 mmHg
空腹時高血糖 ≧　110 mg/dL

表 2　**メタボリックシンドロームの診断基準**
出典にある但し書きは省いた。

「どの基準にも届かないが合わせると少し悪そう」という人につけられる病名だ。「病名があるから悪い」という理屈で、メタボリックシンドロームはよくないとされる。しかしその基準は誰かが決めたものだ。メタボリックシンドロームの基準を作ったことで、言い換えれば、すでにある基準値を引き下げたことになる。引き下げの条件として腹囲が加わった。このことは、メタボリックシンドローム該当者を減らす一方で、メタボリックシンドローム候補者を増やす。腹囲だけでも基準を超えれば「メタボリックシンドロームの可能性がある」と言えるからだ。

測る項目が増えたことによって、メタボリックシンドロームを疑うための攻め手が増えた。数字がいくつも出てくることに目をくらまされてはいけない。要するに「太るのは悪い」と言っているだけだ。

予防という言葉はすべての人に呪いをかける。あらゆる人がいつかは病気になるのだから、「予防」は決して成功しない。

にもかかわらず「予防」をしようと考えると、より手前で手を打つほど賢く効果的だと思えてしまう。BMI30の肥満になる前に25のうちから、その前に22を超えたら、いやいや念のため20から、という調子に。

だからこそ、メタボリックシンドロームという基準値引き下げを唐突に行うことが可能になった。基準値に意味があるかどうかは問題ではない。もともと基準などなく、「予防」を思いついた時点で、すべての人に無限の努力が強いられることは決まっていた。

メタボリックシンドロームに対しては批判もある。たとえば、腹囲の基準は「男性85cm、女性90cm」とされているが、女性のほうが大きいのはおかしいという意見がある。また、中室牧子と津川友介の共著『「原因と結果」の経済学』にはこう書いてある。[42]

海外では健診が長生きにつながるという強いエビデンスは見られていないのにもかかわらず、日本では2008年に特定健康診査（いわゆるメタボ健診）・特定保健指導がスタートした。［…］

海外で行われた先駆的な研究成果を参考にすることもなければ、自国のデータを活用してメタボ健診の効果を明らかにすることも十分に行われていない日本の状況は、残念というほかない。(43)

強い口調から著者のいらだちが伝わってくる。

しかし、メタボリックシンドロームの矛盾は、メタボリックシンドロームという概念が発明されるより前から、出てくるに決まっていた。

日本を含む多くの文化では、「予防」のためにエビデンスなど要らない。「人の命を守るため」と言えば利益は無限大に見積もることができ、実際の成果が目標に対してどれほど薄弱であっても、無限大を掛ければ無限大になる。

だから「血圧が下がった」とか「コレステロールが下がった」だけでも健康上の利益だったことにしてしまえるし、さらに「血圧に関連する体内物質の分布が変わった」とか「コレステロールの代謝産物のバランスが変わった」とか、なんでもいい、起こったことを後付けで健康上の利益だったことにしてしまえば、「予防効果が期待できる」と言える。そしてそれが「エビデンス」と呼ばれる。

最初に「生活習慣は健康のために大切だ」という固定観念ができてしまえば、それがエビデンスに基づいていたことにするのは簡単だ。

これは医学の問題でも統計の問題でもない。政治の問題だ。気取って言えば、文学の問題だ。すべては生活習慣病という出来レースの言い換えにすぎない。

数字で測れば客観的だと思うのは迷信だ。

血圧も、コレステロールも、メタボも、みな出来レースの途中に記念碑を立てただけのことだ。「記念碑の位置はどこがいいか」という雑音に気を取られてはいけない。そこには実際の危険もある。しかし、私たちは危険に対してどうふるまうかを選ぶことができる。医者の言うとおりにするのもひとつの方法だが、ほかにも無数の方法がある。

道筋はひとつではないし、一方向ではないかもしれない。危険に立ち向かいつつ生活するのは、私たち自身だ。医学は都合のいいときにだけ利用すれば十分だ。

5

認知症

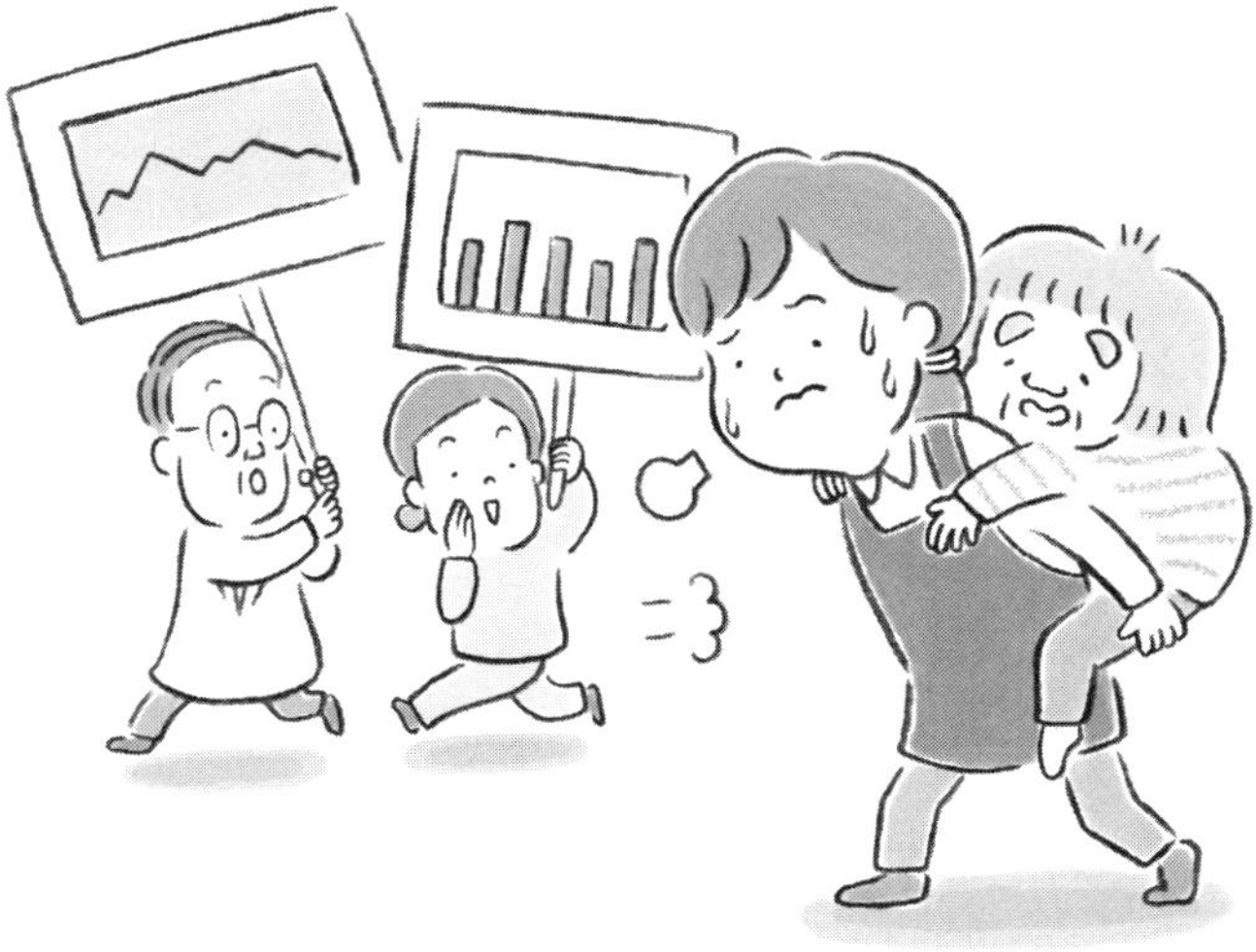

医学と生活の関係を語ってきて、「生活習慣病は迷信だ」という地点にたどりついた。ここからは少し立ち入った話になるので、読者によっては難しいと感じるかもしれない。できるだけわかりやすく書くけれども、それでも読めないと思ったら途中は飛ばしても最後の章だけ読めば結論はわかるようにする。その結論は一見奇抜に思えるかもしれないが、途中を読んでいればいくらか納得しやすくなるはずだ。

さて、生活習慣病のように、健康と病気の話題はなぜか、いくら詳しく知ってもわかった気がしないものだ。どのひとつを取っても全体像をイメージするまでには膨大な知識が要りそうだし、そもそも正しくない情報も混ざっているように思える。

たとえば、認知症が社会問題だという。認知症のある人はどんどん増えている。筆者も認知症のある人には何度も出会った。自分が変わっていくことにいらだっている人もいる。家族と衝突してしまう人もいる。一人暮らしで認知症もあって、病院に行けないままほかの病気が重くなって運ばれてきた人にも出会った。

自分の親が認知症になったら、あるいは自分が認知症になったら、どうしよう。

認知症の問題は複雑だ。

まず、認知症と診断される時点ではそれほど生活に困っていない人も多い。認知症にはなだらかに進行するものと「階段状に」進行するものの違いがあるが、どちらにしてもある日突然何もかもできなくなるわけではなく、以前のとおりできることはかなり残っている状態から始まって、できないことが少しずつ増えていく。だから認知症という言葉だけで十把一絡げに扱ってしまえば、認知症とされた人にまだ残っている可能性を奪ってしまうかもしれない。

そして、認知症は年を取ればいずれは出会う種類のことだ。長生きはいいことだけれども、認知症を持って生きる期間の生活をどう考えるか、という問題が、現代人には差し迫ったこととしてある。それは家族構成とも関係するだろうし、地域のつながりとも関係するだろう。介護の問題と読み替えればそれだけで無数の本が書かれている。国家財政の問題でもあるし、行政の問題でもあるかもしれない。

では、認知症は医学の問題だろうか。

病院でできることは大きく3種類くらいに分類できる。認知症の進行を遅くすること、「治せる認知症」を見分けること、行動・心理症状を治療すること。

認知症を治すことはできない。詳しくは省くが、アルツハイマー病、脳血管性認知症、レビー小体型認知症、前頭側頭型認知症といった典型的な認知症は治せない。進行を遅くするだけだ。

対して、一見典型的な認知症と似た症状があっても、慢性硬膜下血腫、正常圧水頭症、ウェルニッケ脳症、甲状腺機能低下症といった病気が原因だった場合、治療によって大幅に改善する可能性がある。こういう病気を「治せる認知症」と言うことがある。

また認知症は認知機能の低下だけではなく、行動・心理症状と呼ばれる無気力・暴言などを伴う場合もあるが、行動・心理症状を減らす治療はある。

だから「認知症かもしれない」と思ったときに病院で診察を受けるのは、こうした治療ができるかもしれないという点では、いいことだ。

しかし、アルツハイマー病などの典型的な場合に、認知症の中核症状と呼ばれる「物忘れ」などを、以前のように戻すことはできない。少し詳しく見てみよう。

認知症の薬を飲んでいる人は多い。二〇二〇年春の時点で認知症の薬は4種類ある。アリセプト（一般名ドネペジル）、レミニール（ガランタミン）、イクセロンパッチまたはリバスタッチパッチ（どちらもリバスチグミン）、メマリー（メマンチン）だ。

これらは認知症の進行をゆっくりにするが、一度悪くなった症状をもとに戻す効果はない。だから「認知症の薬が効かない」という話はしばしば食い違う。認知症の薬が「効く」とは、「認知症がゆっくり進んでいく」という意味だ。

そんな薬は要らないと思うなら断ってもいい。実際、認知症の薬を始めてしばらくすると中止を申し出る人は多い。たとえばイギリスの88人の患者の記録によると、6か月を超えて薬を続けた人は64・7%だった。[44] つまり半年以内に3割以上の人が薬をやめていた。

そんな薬だから、フランスは二〇一八年に、認知症の薬に対して公的保険から支払いをしないことを決めた。[45]

とはいえ、認知症の薬の効果がたとえ紙のように薄いとしても「ないよりマシ」だと思う人はいるだろう。そういう人にとって、薬の効果を最大限にするためには、早期発見の意味がある。しかし現実には薬を一度始めてもやめてしまう人が多いのだ。反対に、薬を始めないという意志を貫く人もいるはずだ。だから認知症の早期発見は「ないよりマシな薬なら使いたい」という意志があらかじめはっきりしている人にだけ関係がある。

薬でわずかばかり遅らせながら認知症が進んでいくよりも、認知症は進むに任せて薬は飲まないほうがいいと思う人なら、認知症は早期発見しなくていい。目に見えて様子がおかしいと思い、生活に困ってはじめて病院に行ってもいい。いつ行くかは個人の自由だ。

治療はたいへんだから予防しようという考えもある。

世界保健機関（WHO）のガイドラインは、認知機能低下を防ぐために運動を推奨している。[46]しかし、効果があるかどうかはなんとも言えない。たくさんの研究がなされてきたが、相反する結果が出ていて、実際のところはよくわからない。[47] 認知症が近づいてくると運動ができなくなるから、運動をしている人は認知症になりにくいように見えているだけではないか、という反論もある。[48]

頭を使えば認知症にいいという考えもある。WHOのガイドラインも、ある種の訓練について、確実性は「低い」または「非常に低い」としつつ、条件付き推奨を与えている。

しかし、歳だからといって苦手な勉強をさせられるとしたら、それは虐待ではないだろうか。違うと思うなら、「あなたは放っておくと数学がますますできなくなるから毎日勉強しなさい」と自分が言われるところを想像してほしい。言われたとおりやろうと思うわけがないし、長続きするわけがないのだ。

そんなわけで、予防にもこれといった手がない。にもかかわらず、二〇一七年には世界トップクラスの医学専門誌にこんな文章が載った。

我々は、認知症の発症率を減らすために、認知症のない中年期（45歳から65歳）および高齢期（65歳より高齢）の人々に対する高血圧の積極的な治療を勧める。その他のリスク因子に対する介入、たとえば小児期での教育を増やすこと、運動、社会参加を維持すること、喫煙率を減らすこと、難聴やうつや糖尿病や肥満の管理は、認知症症例の3分の1を遅らせるか予防する潜在能力があるかもしれない。[49]

認知症の3分の1を予防と言われると苦笑してしまう。よく見ると「潜在能力があるかもしれない（might have the potential）」という奇妙な言い回しで断言を避けているのだが、いくらなんでも現実味がなさすぎる。

これには世界の医師もおかしいと思ったようで、「提示されたリスク因子に基づく推定値はおそらく楽観的すぎる」[50]というシンプルな応答や、難聴は認知症の原因ではなく認知症の結果かもしれないという指摘[51]があった。

対して元の文章の著者は自説を守る根拠を改めて示したのだが、その中で「結婚は孤立を減らす最善の方法かもしれず、結婚は認知症のリスクがより低いことと関連している」という余計な一言を付け加えてもいる。[52]

もちろん3分の1という数字はいい加減なものだが、筆者が何よりわからないのは、この論文が「介入」とか「増やす」「減らす」という言いかたで政治家の立場をとり、個人が何をすればいいかという観点を背景に押しやっていることだ。医者は政治家を代弁するという決まりでもあるのだろうか。まして、結婚するかしないかを医者に決められないといけないのだろうか。

こういう前例から学ぶことなく、日本の政府は二〇一九年の認知症対策大綱素案に、70代の認知症の人の割合を10年間で1割減らすなどとした数値目標を書き込んだ。[53]机上の空論だ。当然ながら批判が殺到し、素案発表から1か月もしないうちに数値目標は撤廃された。[54]

予防という言葉には気をつけなければならない。たしかに高血圧治療や禁煙には意味があるかもしれない。しかし、「病気を予防する」と言った場合、最低7割か8割くらいは減らせるような印象を受けないだろうか。

インフルエンザワクチンの予防効果がそれくらいだ。あなたは毎年打っているだろうか？ネットでちょっと検索すると「ワクチンを打ったのにインフルエンザになった、効かないのではないか」という声がおびただしく見つかる。ツイッターやブログで「インフルエンザワクチンは効くか効かないか」という論争は定番だ。「効く」と言う人は「おまじないよりは効く」と言い、「効かない」と言う人は「期待したほどには効かない」と言う。実はどちらも同じことを言っているのだが、一見どちらかが嘘を言っているように見える。

ここで争われているのは事実ではなく評価だ。評価が一致しない場合に「どちらが正しいか」と考えても答えはない。そして、インフルエンザワクチンくらいの「予防」効果をどう感じるかは人によって違う。もっと劇的な効果でなければ許せないという人はいるし、ほんのわずかでも有効なら満足できる人もいる。

ところが認知症の「予防」は、「3分の1」という数字が出てきただけで医師からも「楽観的すぎる」と言われるのが現実であり、甘く見積もってもインフルエンザワクチンよりはるかに弱い効果しかない。だから、インフルエンザワクチンの評価がばらつくなら、認知症「予防」の評価はばらつかないはずだ。

認知症の「予防」は絵に描いた餅と言うべきだ。だから筆者は認知症の「予防」は何もしていない。認知症に対して、現代医学ができることには限界がある。それより何倍も必要なのは、困っている本人を、家族を、世の中全体が支えるための手段だ。

たとえば、認知症と診断されると運転免許を取り消されることがある。地域によっては、運転ができないと生活は大きく制限される。代わりに運転してくれる人はいるだろうか。

介護が必要になったとき、介護保険サービスはいろいろな面で手助けしてくれるけれども、現実にはまだまだ家族が介護労働を強いられている。少しでも負担を引き受けてくれる人はいるだろうか。

病院はなんでも解決してくれる場所ではない。認知症はそれを証明している。医学がいくら進歩しようと、人は歳を取り、衰える。医学の観点がほかのことより大切だと思うのは迷信だ。医学に気を取られているうちに、現実の無数の問題はいまも進行しているのだ。

6

がん検診

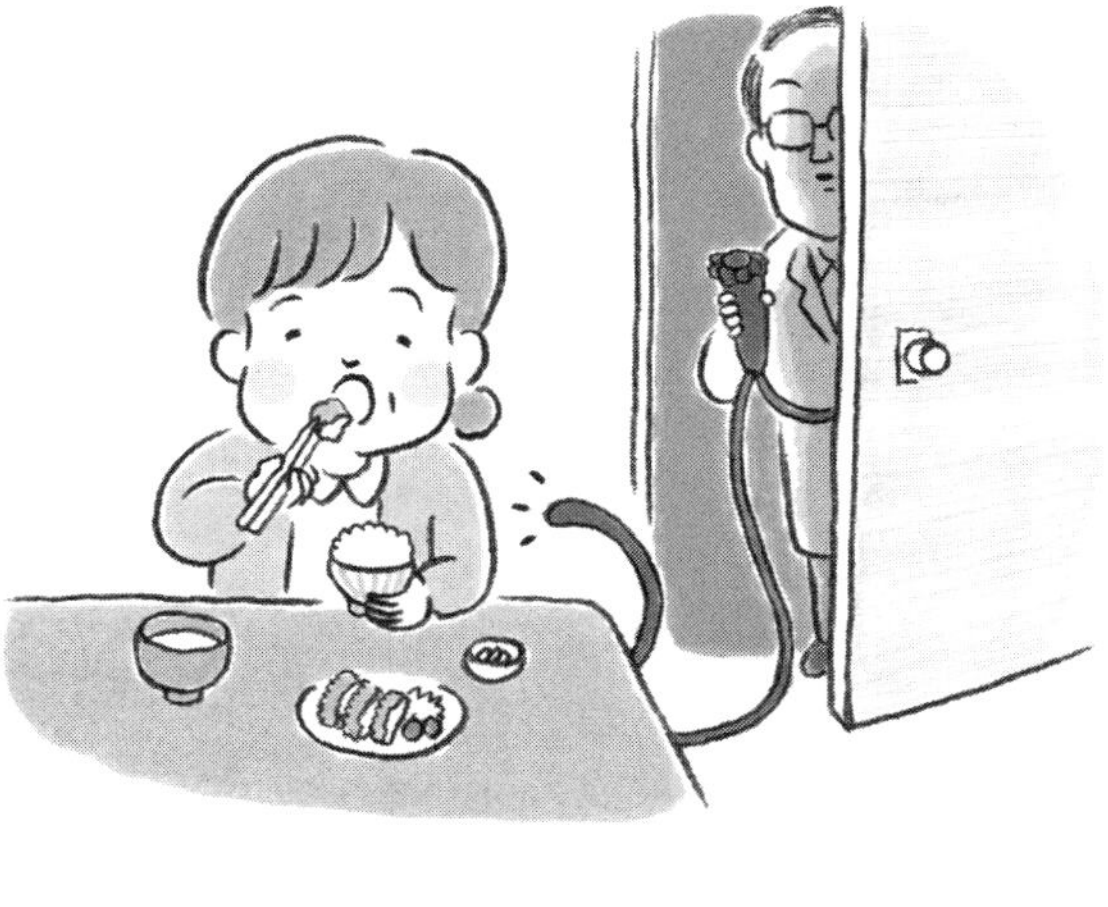

妻と話していると、たまにがん検診のことを聞かれる。

今回陰性だったら次はいつ行けばいいのか、自治体が勧めているもの以外はどうすればいいのか。

筆者は知っている範囲のことを答えるけれども、できるだけ自分の意見は言わない。妻が「この検査をしたい」と言えば、「ああ、それがいいよ」と言うようにしている。がん検診は知識の問題ではないと思うからだ。

がんは怖い。無数の治療法が作られた現代でも、がんは「死に至る病」と受け止められていて、実際に日本人の死因のトップはがんだ。

がんと聞いて「あきらめないで闘う」というイメージはあるだろうか。

一方では、「がんと闘うな」という考えもある。人はいつか死ぬし、長生きすればいつかがんになる。がんを受け入れて穏やかに死に向かうのが幸せだと思える人もいるかもしれない。

とはいえ、「死を受け入れる」というのがそう簡単なことだとも思えない。*

筆者は病院の外で、なるべく目立たないようにして、がんを持つ人の集まりを見学させてもらったことが何度かある。経験者の気持ちを、特に主治医には言えない気持ちを聞きたかったからだ。いろいろな状況の人から、いろいろな話を聞いた。

がんのせいで困る人はとても多い。がんで死ぬのが困るとか苦しい症状が出るのが困るというだけでなく、がんを持つ人の困りごとはあらゆる方角に広がっている。

たとえば、がんの治療には「緩和《かんわ》」という言葉が出てくる。緩和というのは症状を軽くするという意味で、暗に「命を延ばすことを主な目的とはしない治療」という意味合いがある。まだまだ生き延びたいと思っているときに「緩和」と言われると、見捨てられたような気持ちになってしまうかもしれない。[55] たとえ緩和の意味は十分に説明されて理解していたとしても。苦しい症状があって緩和が必要なのに、何かの理由で緩和が十分に得られない人は実際にいる。

あるいは、一度治療してもがんが再発して別の治療をすることがある。次々に試した末に主治医から「治療はもうありません」と言われた人がどんな気持ちになるか、筆者には想像もつかない。主治医が言ってこない治療を自力で見つけようと死に物狂いで探す人もいる。怪しいクリニックを覗いてみたくなる人もいる。ある人は筆者に「代替医療を試さない患者はいませんよ」と言った。万に一つの奇跡に賭けてみたいと思うのは自然なことなのかもしれない。

＊本当にがんを放置して後悔しない人も中にはいる。筆者があるとき担当した高齢女性は、だいぶ進行して、体の外から見てもはっきりそれとわかる状態で家族に気づかれて渋々連れて来られ、にやっと笑って「まだ生きてろって?」と言った。あの表情は忘れられそうにない。

それ以前に、主治医から抗がん剤*を勧められただけで怖くなってしまう人も多い。「抗がん剤は毒」という噂はそこらじゅうで聞こえてくる。実際に、場合によって副作用の種類や程度はだいぶ違うものの、がん治療薬は副作用が強いものが多い。結局使うと決めて効果が出たとしても、怖くなったならそれは困りごとだ。

困りごとは病院の中だけではない。家族や友達から「がんにいい食事」を口々に勧められて困ってしまう人もいる。「特別扱いされて当たり前の日常がなくなってしまうのがつらい」という話は何度も聞いた。

がんで困るのが嫌だとすれば、どうすればいいだろうか。

予防しよう、と思うのは自然な考えかもしれない。自分がタバコを吸わないのはもちろん、受動喫煙をしないように喫煙者にはなるべく近づかない。ピロリ菌の検査もしてみたい。がん検診というものは自治体がやっているらしいが、対象年齢より前から自費でできないものだろうか。

しかし、その自然な考えに対して、筆者はいつも口ごもってしまう。がんに限らず、病気の予防は効果を実感しにくいし、病気になってしまったときに後悔する材料を作っているという面もあって、なかなか話は複雑になる。では、がんの「予防」はそういったもろもろをクリアするくらいに大きな効果があるのだろうか。

日本ではがんで死ぬ人が増え続けている。いまや死因の第1位はがんだ。二〇一八年には死亡

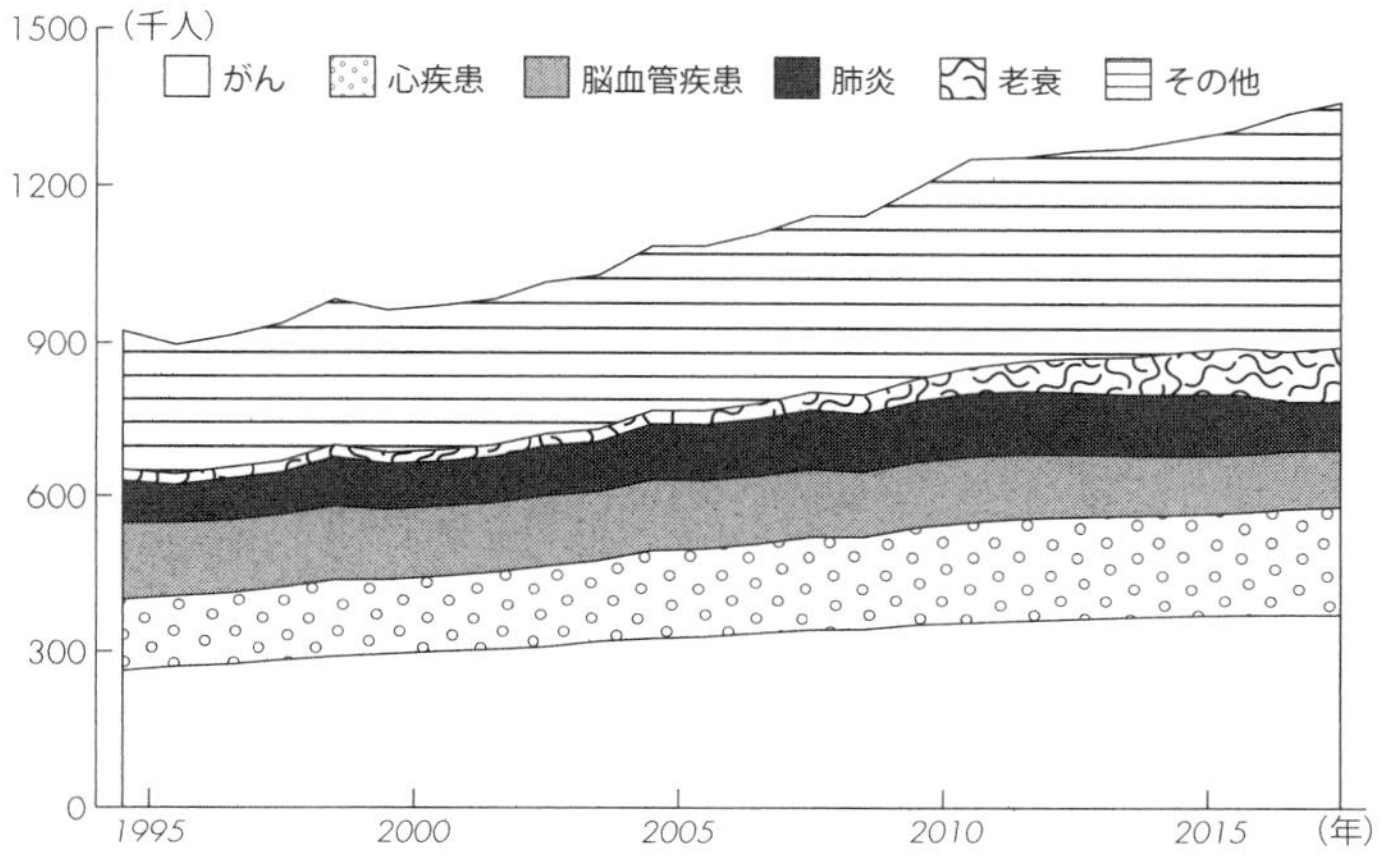

図9　**死因別の死亡数推移**

がんは個別の死因のうち最も死亡数が多い。「がん」は人口動態統計で言う「悪性新生物＜腫瘍＞」を指す。2017年以降の「肺炎」は「誤嚥性肺炎」と別に集計されたもの。

数136万人のうち37万人の死因ががんだった。最近20年あまり、がんは死因の2位以下を大きく引き離している（図9）。(56) つまり、政府や自治体ほかさまざまな立場の人が「がん対策」として実行しているもろもろのことは、いまのところ時代の大きな変化を食い止められていな

＊がんを持つ人が使う薬をどう呼ぶかはとてもややこしい。狭い意味の「抗がん剤」とホルモン療法とは別だとか、分子標的薬とも免疫療法とも違うとか、いろいろ細かい論点はあるのだが、ここでは漠然と「がんをなくすこと、小さくすること、がんの再発を減らすこと、がんの進行を遅らせること、がんが原因で死亡するのを遅らせること、寿命を延ばすことなどを主な目的として使われる薬」を「がん治療薬」または「抗がん剤」と呼ぶことにする。より重要な点として、「がんを持つ人が困っている症状を（がんが原因かどうかにかかわらず）楽にするために使われ、寿命を延ばすことは主な目的としない薬」は含まないことにしておく。

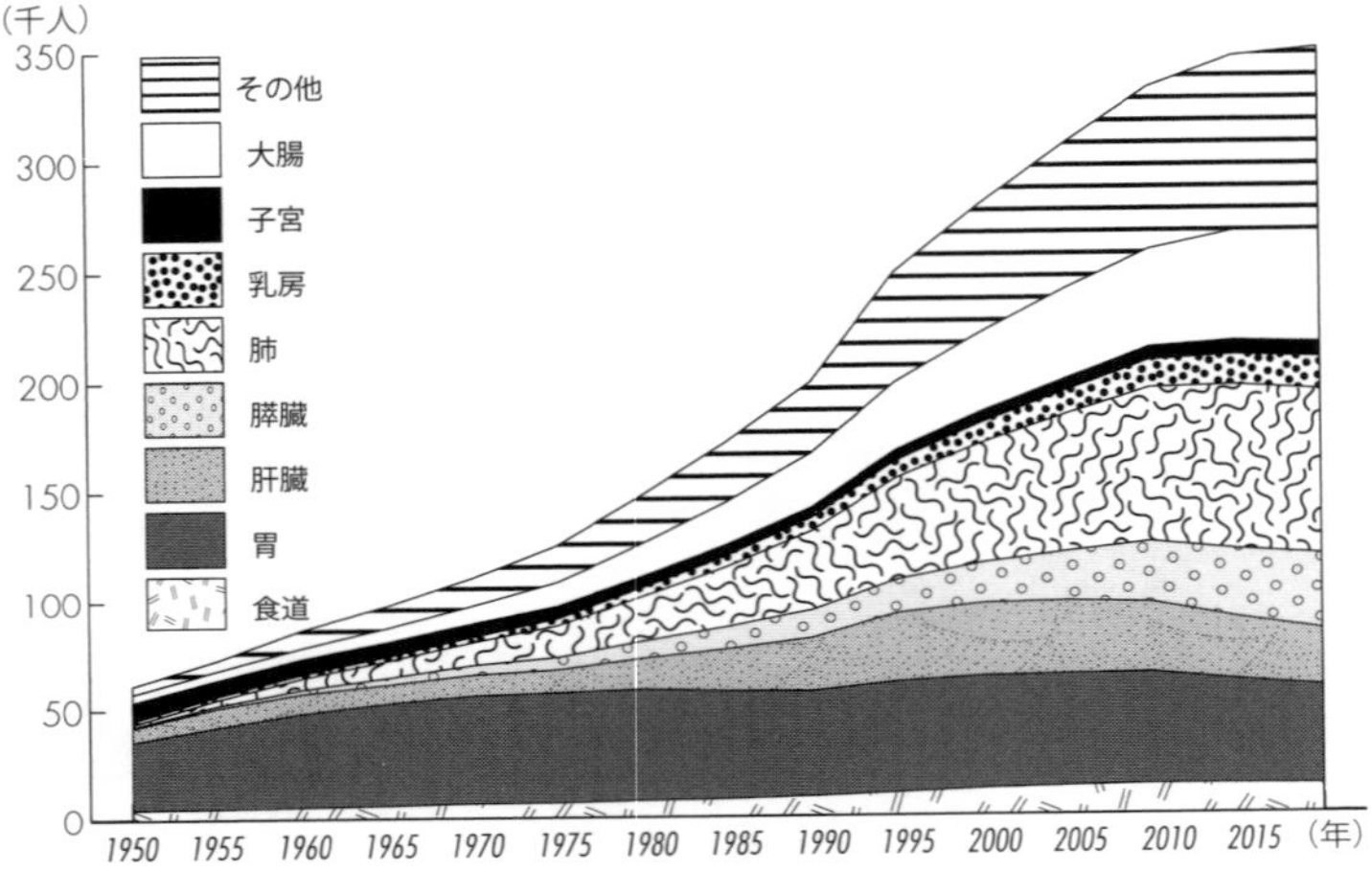

図10　**がんの部位別の死亡数推移**
胃がんで死亡する人は微減。肺がん・大腸がんによる死亡数は増えている。

い。細かく見れば、胃がんと肝臓がんで死ぬ人は逆に減る傾向にある。喫煙者は減っているから、今後肺がんも減るかもしれない。しかし全体としてはやはり、がんで死ぬ人が増える傾向は変わらない（図10）[57]。

がんが増えている最大の原因は高齢化だ。人は長生きすれば、いつか必ずがんになる。昔ならがんになる前に死んでいた人が、長生きするようになった結果、がんに到達するようになった。

だから、がんで死ぬ人を減らしたければ、一番効果的な方法はおそらく、ほかの原因で死ぬ人を増やすことだ*。

さて、言いにくいのだが、この本の本筋に戻らないといけない。これまでさんざん「病気の予防などできない」と強弁してきたのだから、

「がんも予防できない」という事実を隠すわけにはいかない。

そんなことを言われても嬉しくないと思う。がんになるのは当たり前だからあきらめろと言うのだろうか。あまりに希望のない話ではないか。

がっかりさせてしまったなら残念だ。しかし、希望はある。言葉遊びではない、希望だ。先を急

＊筆者は何年か前から、そのうち誰かが『心臓に悪いことだけをやりなさい』という本を書くだろうと思って身構えているのだが、まだ見かけない。著者が昼寝でもしているのだろうか。その本にはだいたいこういう意味のことを書いてあるはずだ。曰く、日本人の死因は主に4種類。がん、脳卒中、肺炎、心筋梗塞。がんは痛くなったり苦しくなったりする。脳卒中も言葉がわからなくなったり歩けなくなったりする。肺炎というのは高齢者の場合、口から食べられなくなって寝たきりになったような状態と結びついている。どれもたいへん苦しい。心筋梗塞なら痛くて苦しいのはそのときだけだ。死ぬ日までピンピンしていて、ある日突然心臓が止まってコロリと死ぬのが一番だ。そういえば最近は年金も渋られるし介護も供給不足だという。孫の顔が見られればうれしいけれども、その先は自分がボケていてよくわからないかもしれない。無駄に長く生きたって仕方ない。60代か、せいぜい70代で心筋梗塞になって死ねるよう、心臓に悪いことだけをしよう。タバコを吸おう。肺がんが怖いって？　大丈夫、喫煙者が減ってきた時代にも肺がんは減らなかった。くれぐれも高血圧の薬など飲んではいけない。胸が苦しくなったときに病院に行くなどもってのほかだ。「心電図は拒否します」というカードを持ち歩こう。最後の裏技、尿酸の検査をして、フェブリクという薬を出してもらおう。フェブリクは死亡のリスクがある。合法的に死ねる素晴らしい薬だ。云々。その本が出たら筆者はすぐさまこのように反論するつもりでいる。「心臓に悪いこと」というのも「健康に良いこと」と同じ次元の迷信でしかない。何をしたところで本人が実感できるほどの違いはない。人間が生きものの生き死にを自由にしようなんておこがましい。とはいえ、それよりはるかに恐ろしいのは、もっともらしい反論にかこつけて「健康に良いこと」を広めようとする人のほうだ。

ぎたければ次の章まで飛ばしてもいい。ここでは「予防」の話を片付けておく。

がんの「予防」と聞いて何を思い出すだろうか。HPVワクチンだろうか。ピロリ菌だろうか。食べもののことを考えた人はいないだろうか。

意外と知られていないが、世界の医師たちは食べものの健康効果にものすごく興味を持っていて、数え切れないほどの研究を繰り返してきている。「食べものががんの原因になるか、あるいは食べものでがんを防げるか」というテーマもものすごく人気がある。

世界保健機関（WHO）は発がん因子の一覧表を作っている。表に挙がっている項目は実に1000を超える。[58] 赤肉と加工肉は大腸がんを増やすとか、[59] 熱い飲み物は食道がんを増やすとか、[60] 大豆は乳がんを減らすとか、[61] そういう話が腐るほどある。世の中の食べものをひとつ残らず「がんの原因」と「がん予防」に分類したいのかな、と思えてくる。

だから現代医学は、食べものの大切さを無視して薬にばかり頼っているわけではない。現代医学は食べものにこそ目を光らせている。あの手この手で食べものの健康効果をアピールしながら。

くだらないことだ。この本は酒の健康被害を許容している。だから、酒ほどにも健康被害のない食べものはすべて同様に許容する。細かいデータは要らない。がんが一万人あたり何人かぐらい増えようと減ろうと、「おいしいかどうか、食べたいかどうか」に勝る理由にはならない。これは別に突飛な意見でもない。二〇一九年にアメリカ内科学会は赤肉と加工肉についてのガイドライン[62]

を出した。このガイドラインは、赤肉と加工肉を多く食べる人で病気や死亡が若干ながら多いというデータを参照しつつ、それでも「現在の未加工赤肉の消費を続けることを勧める」「現在の加工肉の消費を続けることを勧める」という結論を出している。本当に赤肉と加工肉が病気や死亡を増やす原因になっているかどうか、データからははっきりしないうえに、仮に本物の影響があるとしても、データに表れた差は非常に小さいからだ。医師のあいだでさえ、「食べものに気をつけて病気を予防する」という考えは、絶対ではない。

食べものに気をつけて予防に努めても、予防の効果は定義上実感できない。しかも、もし病気になってしまえば「もっと気をつけていればよかったのに」と弱い者いじめを受けることになる。

余計なことさえ言われなければ、私たちは食べたいものをいつでもいくらでも食べられるはずだったのに。これは人類がかつて手にしたことのない大きな幸福だったのに。「幸福すぎるとバチが当たるのではないか」と思うのは迷信だ。せっかく手にした幸福を手放して神様に捧げようと思うのも自由だが、医学は神様ではない。

さて、がんの「予防」には検診も関わることになっている。医者の言葉では「早期発見」も「予防」に入ることになっている。「悪化を予防した」というわけで、「二次予防」と言う。こうやって言葉の意味がずれていくにつれて迷信も入り込んでくる。

たとえば、「がんは放っておけば徐々に進行して命を脅かすが、早期発見すれば助かる」という考えがいつも成り立つとは限らない。

いや、早期発見が有効ながんはごく一部だと言ってもいい。がんが見つかってもすぐには手術しない場合とか、いつ見つけても結果は変わらないと思われる場合はザラにある。「予防」という言葉によって、ごく一部でしか成り立たないイメージが拡大してしまう。

すぐには信じられないかもしれない。がんの早期発見が無駄になることがあるなんて。

筆者も勉強して驚いた。驚き続けているうちに、むしろそちらが普通だと感じるようになった。つまり、がんの「予防」は、ちょっと考えて想像するよりはるかに難しい。がんの種類別に詳しく見てみよう。

まず、乳がんはどちらかといえば「死ににくいがん」に入る。乳がんが見つかっても「発見が遅かったので打つ手がない」ということは少ない。だから早期発見したい理由が比較的弱い。地域の女性全員を対象にマンモグラフィ検診をしても乳がんによる死亡は減らなかったというデータが複数の国から出ている。(63) それをもとにマンモグラフィ検診全廃を唱えている学術団体もあるくらいだ。(64) 多数派意見としては、おそらく乳がんがありそうな人にマンモグラフィをすると効率が良く、なさそうな人では効率が悪い。若い人では、乳がんの確率が非常に低いから、検査をして悪化を防げる確率も非常に低い。*(65)(66)

検診の目的はなんだろうか。早期治療して悪化を防ぐことだ。しかし、狙いどおり早期治療ができる人は一握りだ。検診をすれば論理的に、うまく当てはまらない結果が出ることもある。書き出してみよう。

・検診は陰性で、何もしないで済む。
・検診は陰性なので治療しなかったが、実は見逃しがあった。
・検診は陽性で治療したが、実は治療の必要はなかった。
・検診は陽性で、早期治療により悪化を防げた。

検診は陰性でも治療する人とか検診は陽性でも治療しない人は話が複雑になるので省いた。最後の悪化を防げたグループが検診の目的にかなうと言える。実際には大多数の人が最初の何もなく済むグループに入る。運悪く第2・第3の結果になってしまった人は「検診なんかしなければよかっ

＊この理由で、マンモグラフィ検診にはたいてい対象年齢が決まっている。日本では厚生労働省が「40歳以上上限なし、2年に1回」という基準を示しているが、これはおそらくやりすぎだ。日本乳癌学会は『乳癌診療ガイドライン』で上限を「75歳程度」と言っている。アメリカ内科学会のガイドライン（文献65）では50歳から75歳まで2年に1回、ヨーロッパ臨床腫瘍学会のガイドライン（文献66）では50歳から69歳まで1年または2年に1回を標準としている。そして人口あたりの乳がんによる死亡数はアメリカやヨーロッパより日本のほうが少ない。つまり、日本はもっと少ない検査で足りるはずだ。

た」と思うかもしれない。そして実際には、自分に「治療の必要」があったのかどうかは、ずっとあとになるまで（あるいは一生）わからない。

もう少し細かく描写してみよう。実は検診をしなくても、乳がんの多くはかなり小さいうちに発見される（必ずしも「小さければ治る」とは言えないが）。乳房は体の表面にあって、しかも目立つ。別に自己検診などと気を張らなくても、たいていの女性はお風呂で体を洗うだけで毎日乳房に触っている。だからマンモグラフィではじめて見つかる乳がんはたいてい触ってもわからないくらいの大きさだ。

そして、マンモグラフィで写る「小さいもの」はしばしば、乳がんなのか別のものなのかよくわからない。たいていは線維腫とかの無害なものだが、「大きくなるかもしれないから1年ごとに検査をしましょう」と言われることもある。たいていは経過観察をしても何も起こらない。つまり最初から検査をしないのと結果は同じになることが大半だ。けれども見つけてしまったら不安になり、経過観察を続けるかぎり不安の種は消えない。「無駄でもいいから手術してください」と言いたくなるかもしれない。それは自然な感情だし、早期治療の目的に照らしても間違ってはいない。

そこで手術をする。幸い治療はそれほどつらくなかった。再発なしで20年が過ぎた。あとになって「乳がんの中には手術しなくても大きくならないし死なないものがあるらしい」と聞いた。そんなことをいまさら言われても手術はしたあとだ。肝心なのは、いま私が生きているということだ。

手術がよかったのか、もともと手術しなくてもよかったのか、どちらにしても「よかった」には違いない。「もっと楽をできたはず」というのは後知恵だ。

これはマンモグラフィ検診に期待できるシナリオの中で、どちらかといえば運が良いほうに入る。もっと多くの人は何も見つからず、検査をしなかったのと同じように過ごすことになる。検査をしたことで少し安心できるかもしれない（実際は検査にも見落としがあるから、その安心は幻滅と隣り合わせなのだが）。

割を食うのは、結果が思わしくなかった人だ。

乳がんが見つかる人の中には、治療をして元気に長生きできる人もいるが、過酷な治療のために生活が大きく変わってしまう人もいる。治療をしたのに数年で亡くなってしまう人もいる。それはもちろん本人のせいではないし、主治医のせいでもない。わかっていても、どうしようもない不条理を受け入れるのは簡単ではないようだ。* だから、やり場のない気持ちが自分自身に向かったとしても不思議はない。もし1回でもマンモグラフィをする機会を逃していたら、あるいはマンモグラフィはぜんぜんしていなかったとしたら、それは後悔の種になるかもしれない。「だから検診に行

＊筆者が出会ったある人は、医療従事者であって知識は豊富なのだが、自分ががんと診断されたことを「そんなの受け入れられません」と語った。予想された生存期間や主な治療法やその副作用について筆者より詳しく正確な知識とともに、きわめて淡々とした口調で。

きましょう」という論理は間違っている。言えば言うほど、検診に行かなかった人は間違っていたことになる。「検診に行きましょう」という宣伝は、行かなかった人を責める意味を否応なく含んでしまう。被害者バッシングをされるのが嫌なら、際限なく「予防」をすることになる。

さらに露骨な例もある。日本の研究者が、「マンモグラフィだけで乳がんを探した人と、マンモグラフィと超音波の両方を使って探した人とでは、どちらが多く乳がんが見つかるか」という研究を大まじめに実行し、「検査を多くしたほうが乳がんが多く見つかった」という結果を大まじめに論文にした。[67] たくさん検査をすればたくさん病気が見つかるのは当たり前だが、それが検査をする理由になるだろうか。

繰り返すが、「みんながマンモグラフィをやる」という実験がすでに行われていて、「乳がんによる死亡は減らなかった」という結果が出ているのだ。

同じように、前立腺がんの検診という建前でPSAという血液検査が使えるが、何の症状もない人がPSAの検査をしても前立腺がんによる死亡はおそらく減らないか、減るとしてもごくわずかだ。[68] PSAの異常値があれば前立腺に針を刺す検査をし、それで本当にがんがありそうなら手術をすることになる。前立腺がんは乳がんよりもさらに「死ににくい」がんだ。見えているものが「手術しなければ死に至るもの」なのか「手術しなくても命を脅かさないもの」なのかはあらかじめ見分けられない。見つけてしまったら「念のため手術する」という選択肢が急激に近づいてくる。しかし、統計的には死に至らないもののほうが多い。より悪いものはＰＳＡなど調べるまでもなく先に症状を現しているかもしれない。

全体として、無症状でＰＳＡ検診をしたあとに前立腺がんで死亡する人が、ＰＳＡの検査をしなかった場合と比べて減るかどうかは、最近も論争の種になっている。他方で、針を刺す検査と手術のせいで尿漏れとか勃起不全に見舞われる人がいるのは確かだ。*

肺がんの検診というのもある。米国予防医学作業部会（ＵＳＰＳＴＦ）という学術団体は、二〇一四年に、肺がん検診をヘビースモーカーなどに限定して勧めた。[69] ただし、検査に使うのはＣＴだ。厚生労働省の基準ではＣＴではなく胸のレントゲンと痰の検査で調べることになっている。ＵＳＰＳＴＦは胸のレントゲンと痰の検査が十分に信頼できる検査ではないとしてＣＴを勧めている。日本でこんなにレントゲンを撮っている理由はよくわからない。

甲状腺がんの検診はきわめて評判が悪い。韓国では一九九〇年代に甲状腺の検査をする人が急増した。その結果、甲状腺がんと診断される人が15倍に増えた。しかし、甲状腺がんで死亡する人は減らなかった（図11）。[70] つまり、無数の検査は、放っておけばよかったものを14倍も掘り返しただけで、早期発見によって命を救う効果は確かめられなかった。

＊ＰＳＡ検診については9章でもう一度詳しく議論する。

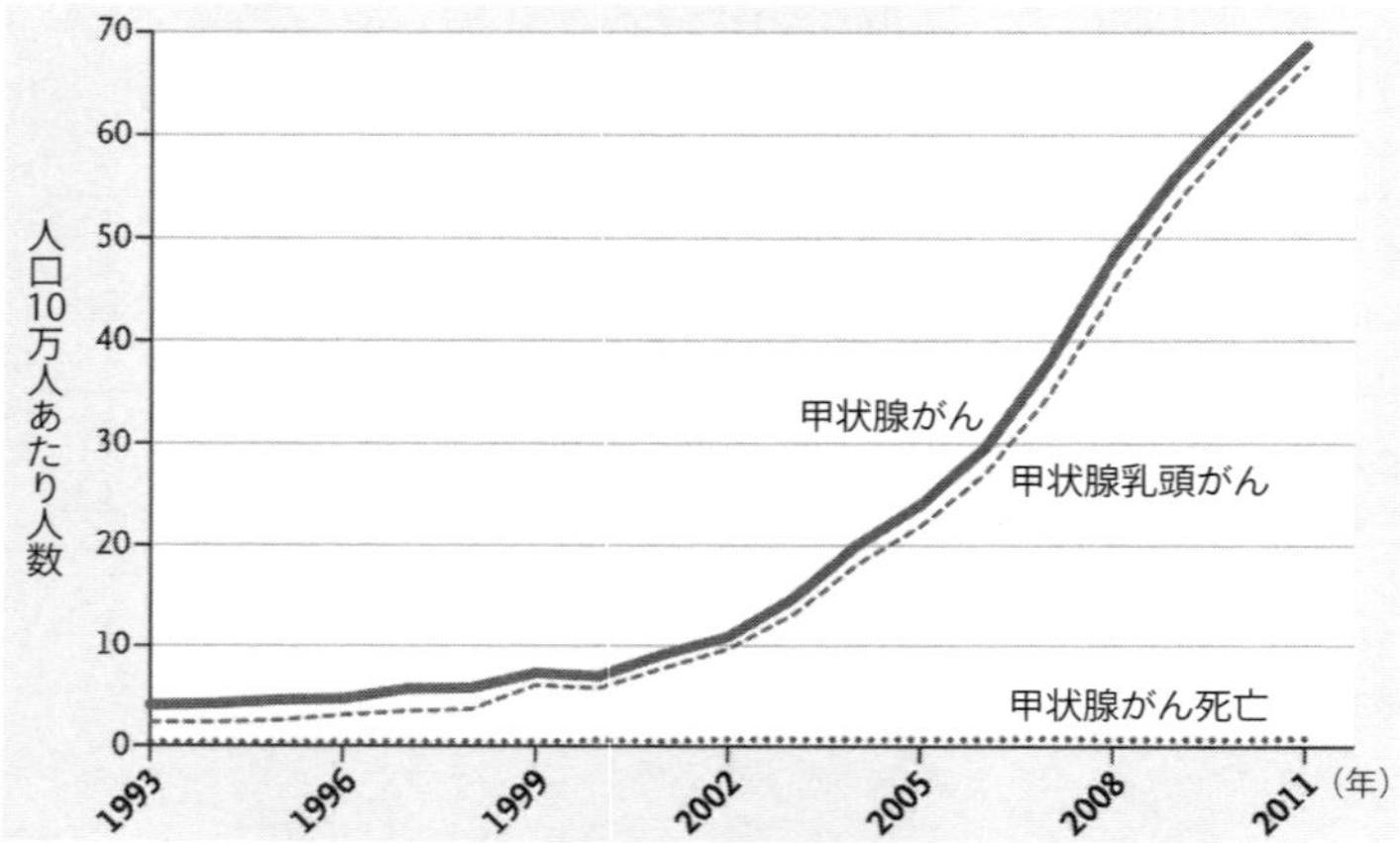

図11　**韓国の甲状腺がん診断数と甲状腺がんによる死亡数の推移**
甲状腺がんと診断される人が急増したが、ほとんどは死亡に至らなかった。

胃がん検診の利益を示すデータはあるのかというと、ぼんやりしたものしかない。検診をやるかやらないかランダムに分けて比べるという実験は行われたことがなく、その理由は「胃がんの検診はすでに広く行われているから」だそうだ。(71) しかし実際には、国が勧める胃がん検診は日本と韓国でしか行われていない。(72) 効果があるなら中国や台湾がまねをしてもいいはずだが。ヨーロッパのガイドラインは、「日本と韓国では、胃がんの発生率が西洋諸国よりはるかに高く、胃がん検診が当たり前に行われている」と言っているが、それがいいことだとも悪いことだとも言っていないし、検診をやれともやるなとも言っていない。*(73)

大腸がんを探す検査はまだしも形勢がいい。一九九〇年代にいくつか大がかりな実験があって、便潜血検査をすると大腸がんで死亡する人が減ったという結果を出している。[74][75][76] この結果は、便潜血検査の追い風となった。ただし、「大腸がんで死亡する人が減った」というのは「みんなが長生きになった」という意味ではない。実験の結果、死因を問わず死亡した人の数を比較すると、便潜血検査の有無で差はなかった。死因は大腸がん以外にも無数にあるから、大腸がんで死ぬ人が減っても全体の中ではごくわずかな違いにしかならないし、大腸がんで死ななければほかの原因で死ぬ。つまり、大腸がんの早期発見によって、死にかたを変えられる可能性がある。

大腸がんで死ぬのだけは嫌だがほかの死にかたならなんでもいい、という人がもしいたら、大腸がんの検査は魅力的かもしれない。そして、大腸がんで死ぬ人は減ったが全体として長生きにはならなかったという実験結果に対しては、「それでいいのか」といった声が相次いだ。[77][78]

しかも、便潜血検査をやったとしても、大腸がんで死亡することはある。インフルエンザワクチンがそうだったように、また血圧やコレステロールがそうだったように、何かの確率が変わるという効果は、よほど大幅でないかぎり、個人には実感できない。がん検診も同じだ。検診で大腸がんが見つかってすぐ治療した、20年再発がなかった、検診に行ったからだ、ああよかった、と単純に

＊なお引用箇所の原文は "In Japan and Korea, where the incidence of gastric cancer is much higher than in Western countries, screening for gastric cancer is routine"。胃がんが多いことと検診が多いことの関係について、微妙な言い回しで言及を避けている。

思える人ばかりではない。すぐ治療しても再発する人はいる。すぐ治療できない状態で見つかる人もいる。「早期発見なんかしなければよかった」と思う可能性は無視できない。「全体としては利益がある人のほうが多い」という理由で検診は正当化されているのだが、全体の利益とは関係なく、「後悔するかもしれないことはやらない」と考えるのは個人の自由だ。

がん検診をデータで細かく評価して、どの程度の効果があるか、という話はときどきニュースになったりもする。筆者も予想と違った事実に驚くことが多いのだが、物足りなく感じることもある。多くの議論は「治るか、治らないか」という次元にとどまっていて、実際にがんを持って生きている人たちの多様で複雑な困りごととつながってこないのだ。現実の人間はもっといろいろなことを考える。

たとえば「将来大腸がんになるのが不安で、安心したい」という目的には、検査は応えることができない。* 検査陰性の結果は、将来大腸がんにならないという意味ではないし、現在大腸がんがないという意味でさえない。検査が有益と言えるのは、見逃しがないからではなく、少ないからだ。「確率の低いことはいちいち気にしないでおこう」と考えさせる力は、検査にはない。検査などしてもしなくても、何の症状もない人が深刻な病気を持っている確率は低い。また検査などしなくても、人はいつかがんになって死ぬ。これらは極端な考えだが、どんな考えを持つかは個人の自由だ。検査結果を見て気が済んで、「気にしないでおこう」と決断する人もいるかもしれない。

そういう人に「1回だけでは意義が薄い」などと説明するのは論点が食い違っている。その人はもともと病気の確率を知りたくて検査をしたのではないからだ。まして、便潜血陽性だったから怖くなって次の内視鏡の予約に来なかった人を責めるのは間違っている。内視鏡などその人はもともと求めていなかったというだけのことだ。

だから、大腸がん早期発見の「エビデンスがある」ことを理由に「便潜血検査はやったほうがいい」と考えるのは偏った論理だ。

筆者が極端なことを言っているわけではない。たとえば、腫瘍内科医の勝俣範之は二〇一〇年にこんなことを言っている。

日本は「がんの早期発見、早期治療」呪縛から抜けきれていない。早期治療、早期治療で治る癌はごく一部。おかげで有効な抗がん剤治療の大切さや、緩和ケアの大切さに関して、対策が遅れてしまった。(79)

勝俣はがん治療について積極的に各種メディアで発言している。筆者の理解では、勝俣の立場は

＊ある人は、筆者ががんを疑ってがんの検査を勧めたところ、「余計なことはしたくありません。がんでもいいです」と断った。

二〇一〇年から変わっていない。10年経って、「対策が遅れてしまった」という大切なことは、十分周知されただろうか？

がん検診は確かにいくらかの利点があるが、当たり前にみんながやるべきとは言えない。利点というのが、ほかの欠点をすべて埋められるほど大きくないからだ。

がんは誰にでもいつか来る自然現象だから、大筋としては、坐して待つしかない。がん検診を含む「予防」はどれも、坐して待っているのと大した違いがない。柑橘類が壊血病を予防したこと、ワクチンが天然痘を予防したことに比べれば、がんの「予防」の効果は桁違いに小さい。「なら興味はない」と考えるなら、それは個人の自由だ。

7

プレシジョン・メディシン
（高精度医療）

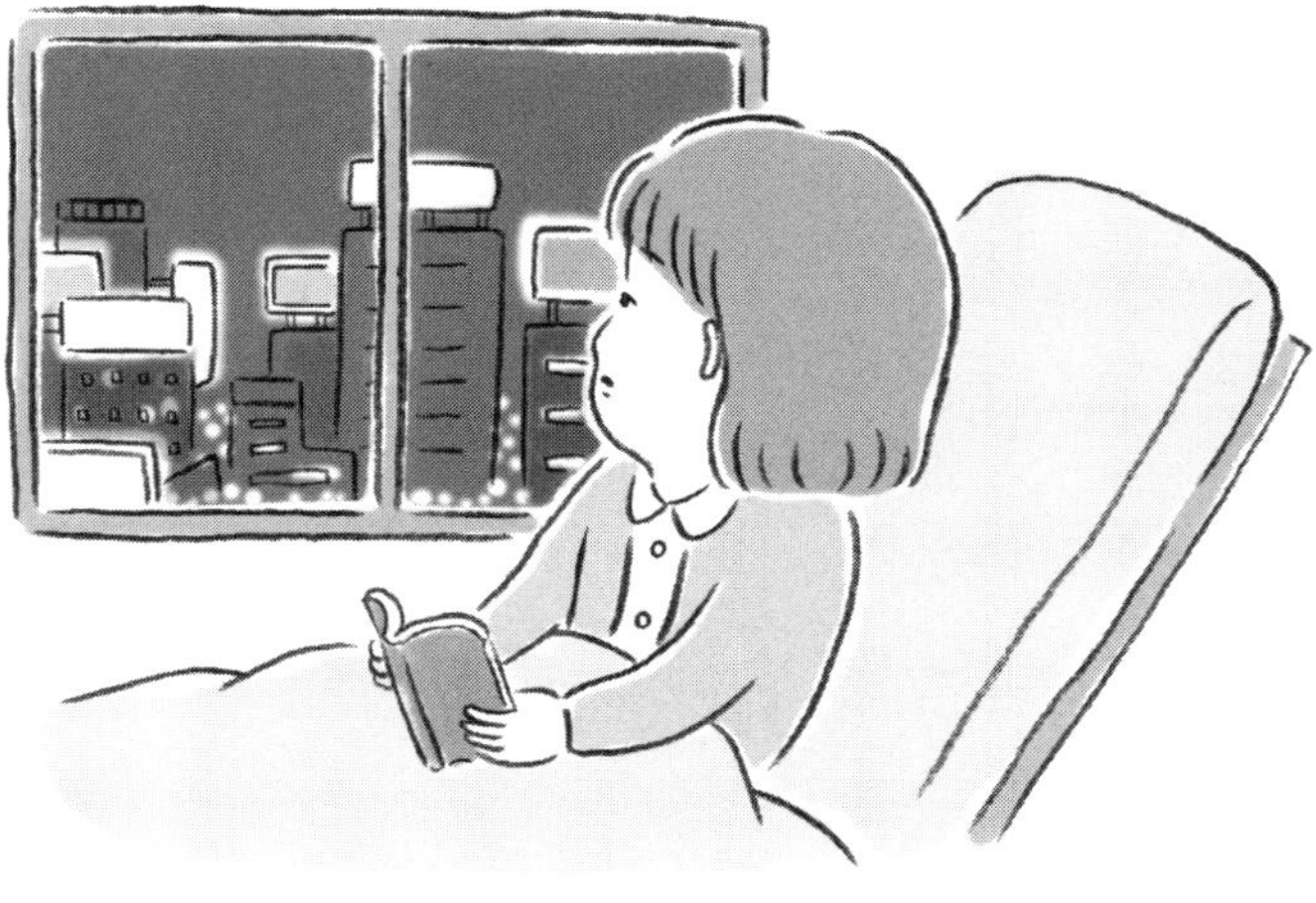

がんの「予防」はごく一部でしか成り立たないことを書いてきた。ではがんは治せるのだろうか。医学に限界があることは恨んでも恨みきれない。テレビや雑誌やネットニュースではいかにもなんでも治せそうな話が毎日のように出てくるが、治らない病気はまだまだ無数にある。だからといって「自然の摂理だから受け入れてください」とあっさり言われても納得できるはずがない。

筆者も治らない病気になった人は大勢診た。「できるかぎりのことをしますが難しいことは確かです、最善を目指しつつ最悪に備えてください」という意味のことを何度も言ってきた。けれども、「はいわかりました」と簡単に言ってもらえるものではない。「いま入院したらたぶん二度と退院できない、その前に家族と過ごす時間を作ってほしい」と思って説明するとき、「早く治療を始めたほうがいいでしょう?」と言われると、言葉に詰まってしまう。「思っていたより数か月ほど長く生きられるかもしれません」という意味で「治療は効いています」と言うとき、「完治しますか?」という質問には答えられない。

治らない病気に対しては副作用の強い治療を慎重にして、目の前の苦痛をやわらげる（緩和する）ことを重視する考えかたがある。緩和ケアとか緩和医療という言葉でも呼ばれている。

人によっては緩和という言葉に悪いイメージを持っている。病気と闘って、治す。苦痛に耐えて、乗り越える。そういうイメージには、緩和という言葉はなじみにくい。もうひとつ嫌われがちな点として、がんから来る痛みにはモルヒネとかフェンタニルという薬がよく効くのだが、犯罪のイメージと結びつくからか、「麻薬は嫌です」と言う人も少くない。

だが、医者にできることには限りがある。治せないものを治せないと認めるのは医者にとっても残念で悔しいことだ。けれども、治せないのに「治せるはずだ」と蛮勇を働かせて患者を痛めつけるのは医者の仕事ではない。

極端に言えば、すべての人は死ぬのだから、医者はいつか必ず負ける。延命という言葉はむしろ悪い意味で使われている。医療の本質は苦痛を減らすことにあるのかもしれない。そういう意味で「すべての医療は緩和ケアに含まれる」と言ってもいい。

しかし現実に死を予感した人がこんな理屈で納得できるとは限らない。

では正解は何か？　わからない。それでも何かの役に立ちたいと思ってこの本を書いた。特に、がんを持って生きている人のために。

がん患者をますます苦しめてしまう人は、実は多い。わらにもすがる気持ちの患者と家族につけこんで大金をむしり取る悪徳業者は論外としよう。「ちゃんとした」治療を提示されたとして、手術は怖いし薬も怖いのだが、どれかを選ばなければいけない空気が立ち込める。どれかを選んで後悔しても誰のせいにもできないと思うと、不安でたまらなくなる。会社からは「治療に専念しろ、医者の言うことを聞け」と言われる。家族からは「体のことを一番に考えて」と言われる。めったに会いもしない知人から健康食品か何かが送られてくる。あらゆる人が頼んでもいないアドバイスをくれる。みんな腫れ物に触るようなよそよそしい態度になってしまい、平和だった日常は遠い昔のことになる。こういうことすべてが苦痛を与えるかもしれないのだが、どういうわけか「本人のため」ということになっている。

この本は迷信を捨てる本だ。迷信とはたとえば、虐待であるかもしれないことを「本人のため」と信じて疑わないことだ。そういう迷信を持っているのは無知な知人かもしれないし、家族かもしれないし、患者自身かもしれない。

かつて「がん告知」が重要な問題だった。誰かにがんがあるとわかったとき、本人には知らせないことが「本人のため」だという考えがあった。いまはそれほど告知をためらわない。本人に知らせないほうがよほど大きな問題になる。と言っても、医者がいつでも無造作に「あなたはがんです」と言っていいわけではない。本人の気持ちが落ち着いているときを狙うとか、家族に先に知らせるとか、理由があって、多少の時間差ができることはある。それでも「隠し通すことが本人のため」という理屈は通らない。つまり、現代の医者はなるべくがんの告知をしようとするのだが、かつては告知しないことが「本人のため」とされていた。時代によって価値観は変わるものだ。

現代でもがん告知のような問題がないという保証はない。たとえば効果の薄い治療を無理強いするのは虐待かもしれない。少なくとも、患者には治療を拒否する権利がある。また、どうせ効果の薄いものなら、医者の勧めとは違うものを選ぶ権利もある。[*] 医者の勧めが絶対だと思うのは迷信だ。

医者が何かの治療を勧めるとき、「どうしてもこの治療はしなければいけない」と思っている場合と、「やらないよりはやったほうがいいが、大した違いはない」と思っている場合がある。この区別を読み取るのは難しい。もし不安を感じたら「その治療はどうしてもやるべきなのか、できればやったほうがいいのか、どちらですか？」と尋ねてみればいい。ポイントをもっと絞りたければ、一般的には4種類の質問がある。[**]

・その治療をするかしないかで、どれくらいの違いがありますか？
・その治療のせいで副作用や悪い結果が出る可能性はありますか？
・その治療のために、お金や時間の負担はどれくらいかかりますか？
・その治療を拒否する人はいますか？　いるなら、理由は何ですか？

＊ただしこの点は保険制度によって制約されている。
＊＊ＧＲＡＤＥで評価する観点をもとに、筆者の解釈で患者と医師の対話に置き換えたもの。ＧＲＡＤＥについては8章でも触れる。

効果が大きく、副作用が小さく、負担は妥当な範囲で、人によって好き嫌いがないものなら、医師は強く勧めるはずだ。対して、効果が小さい、副作用が大きい、負担が大きい、価値観によっては好まれないという4点のどれかひとつでも不安要素があれば、治療拒否する理由として十分だ。もちろん不安要素があってもやってみるというのは十分合理的な判断だ。やるかやらないか、患者が選べる範囲は広い。

がんと言われて積極的に治療に関わろうと考え、自分で調べて豊富な知識を身につける人は多い。最近開発された薬に魅力を感じる人も多い。いわゆるプレシジョン・メディシン（精密医療）はいかにも合理的な戦略に見えるので人気がある。

プレシジョン・メディシンとは何か。

テレビや新聞でも盛んに言われていて、がんの治療について調べれば遅かれ早かれ出会う言葉なので、少し長くなるが説明しておこう（図12）。

がんは同じ名前でも実はもっと細かい種類がある。「肺がん」と言われる中に「腺がん」「扁平上皮がん」「小細胞がん」などがあり、また別の基準によって「EGFR陽性*」「ALK陽性**」などと分類される。EGFR陽性とかALK陽性というのは遺伝子検査を使った分類だ。遺伝子検査を使うことで、いわゆる分子標的薬の中でどれが効きそうか見当をつけられる。こんな具合に遺伝子検査をもとに分子標的薬を使い分けていく戦略を指して、プレシジョン・メディシン***[80]と言う。

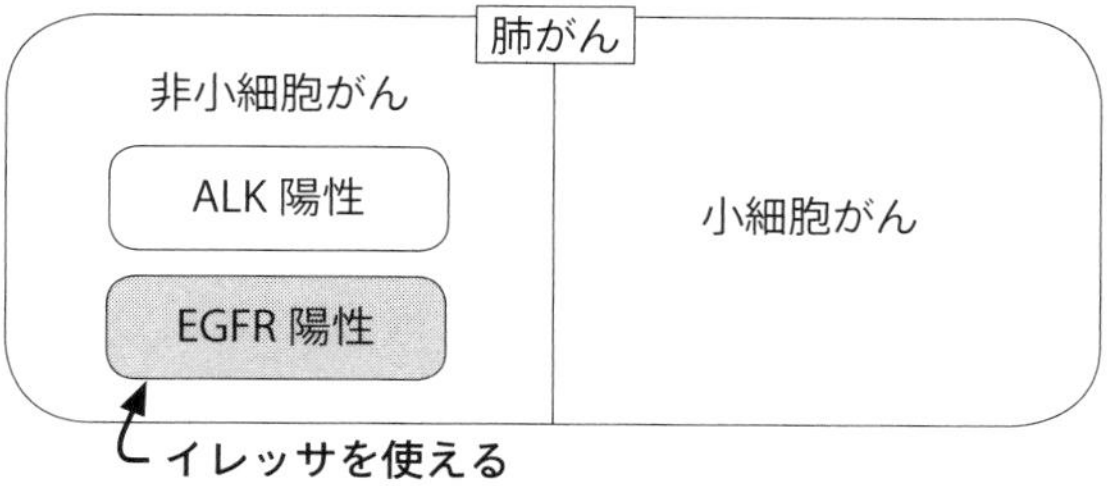

図12　**プレシジョン・メディシンの例**

イレッサは肺がんの中でも「非小細胞がん」かつ「EGFR 陽性」の場合にだけ使える。この図は文脈に合わせて大幅に簡略化しているため、いくつか不正確な点がある。たとえば小細胞がんの中にも EGFR 陽性のものがある。また、イレッサを使うには手術不能または再発という条件もある。

たとえばイレッサ（一般名ゲフィチニブ）という肺がんの薬を使うにはEGFR陽性が条件のひとつだ。**** 総合的にイレッサが適していると思われた人で、運が良ければ、イレッサを使うとがんが小さくなっていく。

ところがまだ安心するのは早い。イレッサを使っている

* この用語は正確でないが、以下の議論には影響しないと考える。添付文書の用語では「EGFR遺伝子変異陽性」。

** 添付文書の用語では「ALK融合遺伝子陽性」。

*** ゲノム医療とも言われる。「ゲノム」は遺伝子に関係する言葉だから、プレシジョン・メディシンと言うよりも具体的な表現かもしれない。ただし、いわゆる遺伝子治療と混同されていないか筆者は自信を持って言えない。この意味のゲノム医療は、遺伝子治療とはぜんぜん別のものだ。遺伝子治療という言葉もあいまいだが、がんの遺伝子治療として日本で承認されているのは、ある種の血液のがんに対する治療薬のキムリア（一般名チサゲンレクルユーセル）だけだ。キムリアを遺伝子治療と呼ぶことについてはFDAのリリース（文献80）を参照した。

**** イレッサの効能・効果は「EGFR遺伝子変異陽性の手術不能又は再発非小細胞肺癌」。

うちに、がんがまた大きくなってくることがある。がんが変化してイレッサに耐性をつけるのだ。たとえば、「ＥＧＦＲ　Ｔ７９０Ｍ変異」という変化によって、イレッサが効かなくなることがある。その場合に、タグリッソ（一般名オシメルチニブ）を使うこともできる。運が良ければ、タグリッソを始めたあとにはだいぶ具合が良くなるかもしれない。

イメージが湧いてきただろうか。プレシジョン・メディシンとはだいたいこういう意味だ。直訳で「高精度医療」とも言われる。

プレシジョンという言葉そのものにはがんとか遺伝子という意味はなく、慣例によって上のような意味で使われる。だから、がん治療以外にも、たとえば細菌感染症に対して抗生物質を正しく使うという意味で使っても、間違いとは言えない。誰にどの薬が効きそうかをよく見極めてから使おうという考えそのものは、なるほど正しいに違いないし、がんとか遺伝子の話に限らずどこにでも通用するように思える。

しかし、プレシジョン・メディシンはあくまで理念だ。遺伝子検査と分子標的薬の組み合わせがプレシジョン・メディシンの理想を実現したとは誰も言っていない。医学がいつでも理想を実現できると思うのは迷信だ。

どういうことか、がん治療をもう少し詳しく描写してみよう。

もともと、がんの薬物治療には多分に「効くか効かないか、使ってみて勝負する」という性格がある。だからこそ「治療したのに効かなかった」という人は少なくない。乱暴に言えば賭けであり、くじ引きのようなものでもある。同じ薬を使っても、効く人と効かない人の差はあまりに大きい。そして、誰にどの薬が効くかはたいてい、誰にも予想できない。

だから、医師はなるべく「当たり」の確率が高そうな薬を選んで使う。どの臓器のがんで、どの検査にどんな結果が出ていればどの薬が一番確率がいいか、医師は膨大なデータを参照して考える。CTを撮り、細胞を顕微鏡で観察する。遺伝子検査もときには材料になる。

遺伝子検査で選んだ薬がピタリと「当たる」かと言うと、そうでもない。たしかに確率は少し上がる。だが、少しだ。1割だったものが9割まで上がることはない。しかも、たいていの遺伝子検査は、陽性なら使える薬が増えるが、陰性なら増えない。つまり遺伝子検査こそがくじ引きでもある。1回目のくじで「当たり」なら2回目を引く権利が手に入るというわけだ。

ここでひとつ思考実験をしてみよう。なるほど2回目のくじは「当たり」の確率が高い。しかし、それなら1回目のくじなど挟まないで2回目を全員に引かせてくれればいいのではないか。つまり、イレッサやタグリッソという薬がそんなにいいものなら、「合うか合わないか」をもたもた考えたりしている暇に、合わないリスクがあってもいいからさっさと使ってくれればいいのではないか。運良く効けば万歳だし、効かなかったらほかの薬をどんどん試せばいいのではないか。なぜそうしないのだろう?

遺伝子検査をする戦略の目的は、おおまかに言って、効きそうにない薬を使わないという点にある。つまり遺伝子検査は薬を使うためではなく、使わないためにある。なぜそんなに熱心に薬を節約しようとするのか。

大きな理由を3点挙げておこう。ひとつはお金の問題。がんの薬は高いものが多いので、むやみに使わないほうがいい。もうひとつは時間の問題。つまり、ひとつの薬を使ってみるのに数週間とか数か月の時間がかかるので、むやみに試しているうちにがんが進行してしまうよりは、検査に数日くらいの時間をかけたほうがいい。第3の理由が最も深刻で、副作用の問題だ。つまり、副作用で死ぬ可能性があるからだ。

分子標的薬という言葉はいくつも迷信を連れてくる。たとえば、以前の薬が分子を標的にしていないという迷信。

ジェイムズ・ブラックが一九六〇年代に発明したプロプラノロールという薬は現代でも使われている。プロプラノロールはアドレナリンβ受容体という分子を標的にして働くように作られた。またブラックはシメチジンという薬も発明した。シメチジンはヒスタミンH2受容体という分子を標的にしている。やはり現代も使われている薬だ。ブラックは「薬物療法における重要な原理の発見」により一九八八年にノーベル賞を受賞した。重要な原理とはつまり、生体内の特定の機能に関わる分子を標的にして薬を設計するということだ。遅くとも一九六〇年代には、薬が分子を標的にするのは普通のことになっていた。

ブラック以前のがん治療薬でさえ、フルオロウラシルはDNAを、メトトレキサートは葉酸を標的に設計された(どちらも現代も使われている)。そうした薬を指して「手術や放射線治療は正常な細胞や組織も傷つけてしまう。この薬は狙った分子と結合して働く」と説明しても、間違ってはいない。薬も正常な細胞や組織を傷つけることを隠しているだけだ。

たしかに新薬が登場するたびに、狙いの「精密さ」は上がってきた。しかし、めくらめっぽうだったものが百発百中になるということはない。ダーツの的の中心から3番目の円まで散らばっていたのが、2番目の円までに狭まったということだ。

分子標的薬の迷信はほかにもある。たとえば、狙いを定めればよく効くという迷信。熊を撃ち殺すには心臓か脳をよく狙うことに大きな意味があるが、ある種のミミズは体がふたつにちぎれても再生する。いつでも狙いが本質的とは限らない。

たしかに慢性骨髄性白血病に対するグリベック(一般名イマチニブ)のように劇的に効く分子標的薬もある。しかし、肺がんに対するイレッサは、以前の薬よりも長生きできる効果はない(図13)[81]。

長生きになったという意味ではなく、生きている期間にがんの進行がいくらか遅くなったことを指して「イレッサが効いた」と言っている。医学用語の「効く」とは「おまじないよりは効く」という意味であり、「がんが体からなくなる」という意味にはほど遠く、「痛みやだるさなどの症状

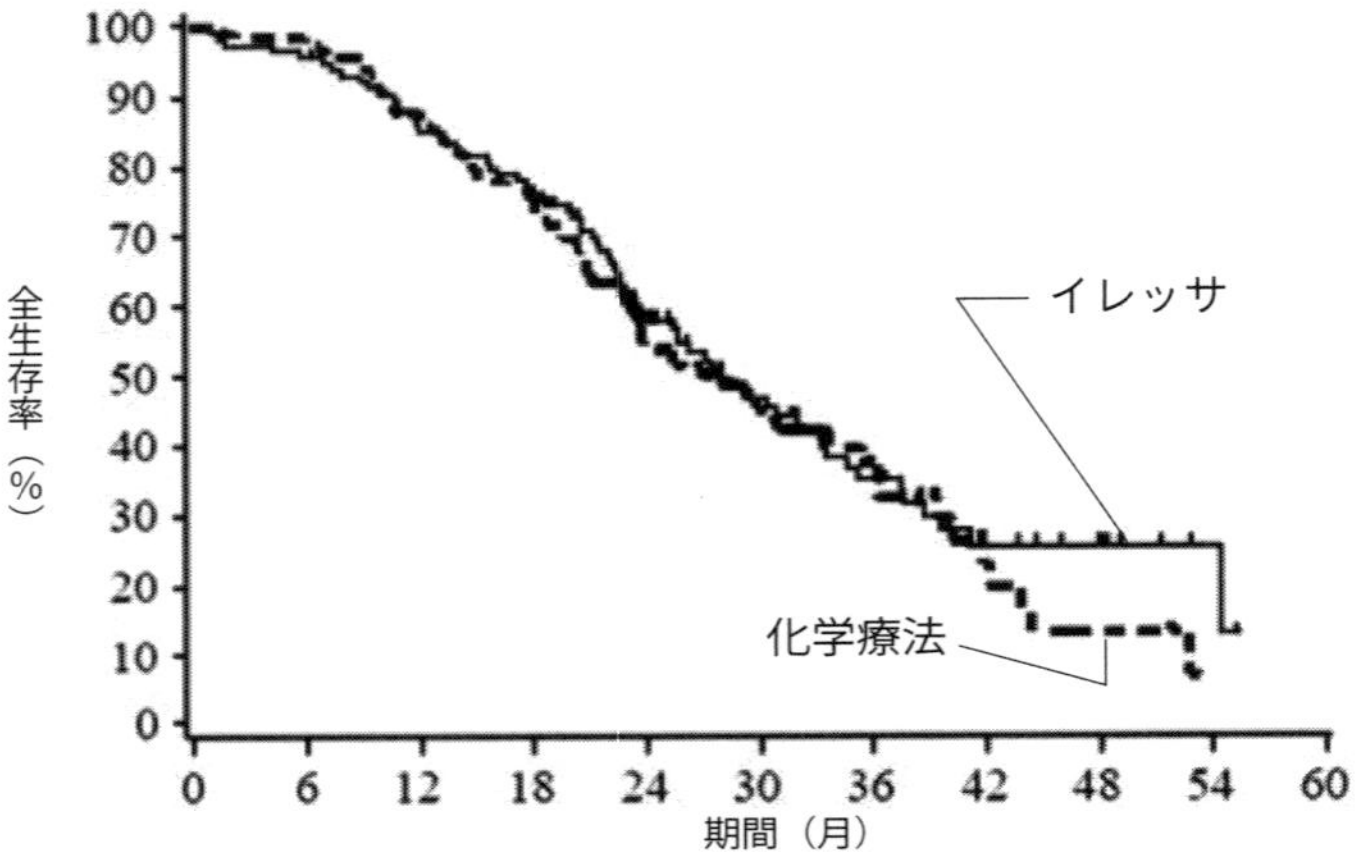

図 13　**イレッサの臨床試験での生存率の推移**

試験開始からの期間とともに生存者は減っていく。治療により余命が長くなる効果があれば、生存率の下がりがゆるやかになる。イレッサで治療した場合の折れ線は、従来の抗がん剤で治療した場合の折れ線とほとんど重なっている。つまり、イレッサは余命を伸ばさなかった。正確には、EGFR 変異陽性の未治療進行非小細胞肺癌患者において、カルボプラチンとパクリタキセルに比べて、イレッサは全生存期間を延長しなかった。

もすべて消えてがんになる前の体に戻る」という意味にはさらに遠い。イレッサだけが特別なのではなく、がんの新薬については、長生きの効果がなくても、進行が遅くなったとか再発が減ったということを「効く」と言い表すのが普通のこととされている。

イレッサが特別な点は、分子標的薬にありがちな第３の迷信に関わっている。それは分子標的薬には副作用がないという迷信だ。

繰り返すが、分子標的薬以前の薬も分子を標的にしている。そして副作用はずっとあった。分子標的薬も例外ではない。イレッサには間質性肺炎という重大な副作用がある。イレッサが二〇〇二年七月に日本で発売されてから3か月ほどのうちに、イレッサとの「関連性を否定できない」間質性肺炎などによって11人が死亡した。[82] イレッサの薬害に対して訴訟が起こされた。[83] 訴訟の結果は別として、イレッサの評判は地に落ちるかもしれなかった。

しかしイレッサは生き延びた。なぜだろうか。

発売当初、イレッサを使うために遺伝子検査は条件とされていなかった。* のちにEGFR陽性の人に絞って使うと有効な場合が多いことがわかった。そこで、イレッサはEGFRの検査を条件に使うこととされた。つまりイレッサは、重大な副作用のリスクがある薬だったが、効果が出やすい人に狙いを絞ることで、副作用のリスクより効果が大きいという評価を改めて受けることができた。狙いを絞ったから効果が「出やすくなった」といういいかたに注意してほしい。対象者を選んでいるだけだから、イレッサで治らなかった人が治るようになったわけではない。あらかじめ効きそうにない人を選んで排除することで、いわば平均点を下げる要素を減らし、平均点を高くすることができたのだ（図14）。

図の32人が非小細胞肺がんの薬物治療を希望していたとしよう。上の図は、EGFRの検査をしないで全員にイレッサを使った場合を表現している。効いた人は32人中3人と1割たらずにとどま

---

* 承認時の効能・効果は「手術不能又は再発非小細胞肺癌」。以下の記述とともにイレッサのインタビューフォームによる。

るし、1人はまれで深刻な副作用が出てしまった。対して下の図では、検査をしてEGFR陽性だった人にだけイレッサを使った結果、10人中3人、すなわち3割の人に効いた。しかも使った人数が少ないのでまれな副作用は出なかった。ただし、32人中3人だろうと、10人中3人だろうと、3人は3人だ。ほかの29人がイレッサから利益を得られなかったことに変わりはない。1人が深刻な副作用に見舞われずに済んだ点は明らかな違いと言える。

言うまでもなく、図は説明のために誇張してある。実際には「効く」「効かない」をこのように人単位ではっきり区別することはできないし、「効く」「まれな副作用が出る」「効きそう」の割合もまったく事実と対応していない。あくまでプレシジョン・メディシンの原理を説明しようとしているだけだ。

イレッサの歴史にはプレシジョン・メディシンのある側面が現れている。プレシジョン・メディシンとは、患者のために薬を選ぶ戦略であるだけでなく、薬のために患者を選ぶ戦略でもあるのだ。がんと診断されて、いくつかの遺伝子検査を受けて、条件付きの分子標的薬はどれも使えないと言われた人はどうするのか？　従来の薬を使うのだ。

それが絶望を意味するわけではない。遺伝子検査を条件とする分子標的薬が登場する前から、肺がんはもちろん、いろいろな種類のがんに抗がん剤が使われてきた。中にはかなりよくなる人もいた。フルオロウラシル、メトトレキサート、シスプラチンはどれも、一部の人に劇的な効果を現し

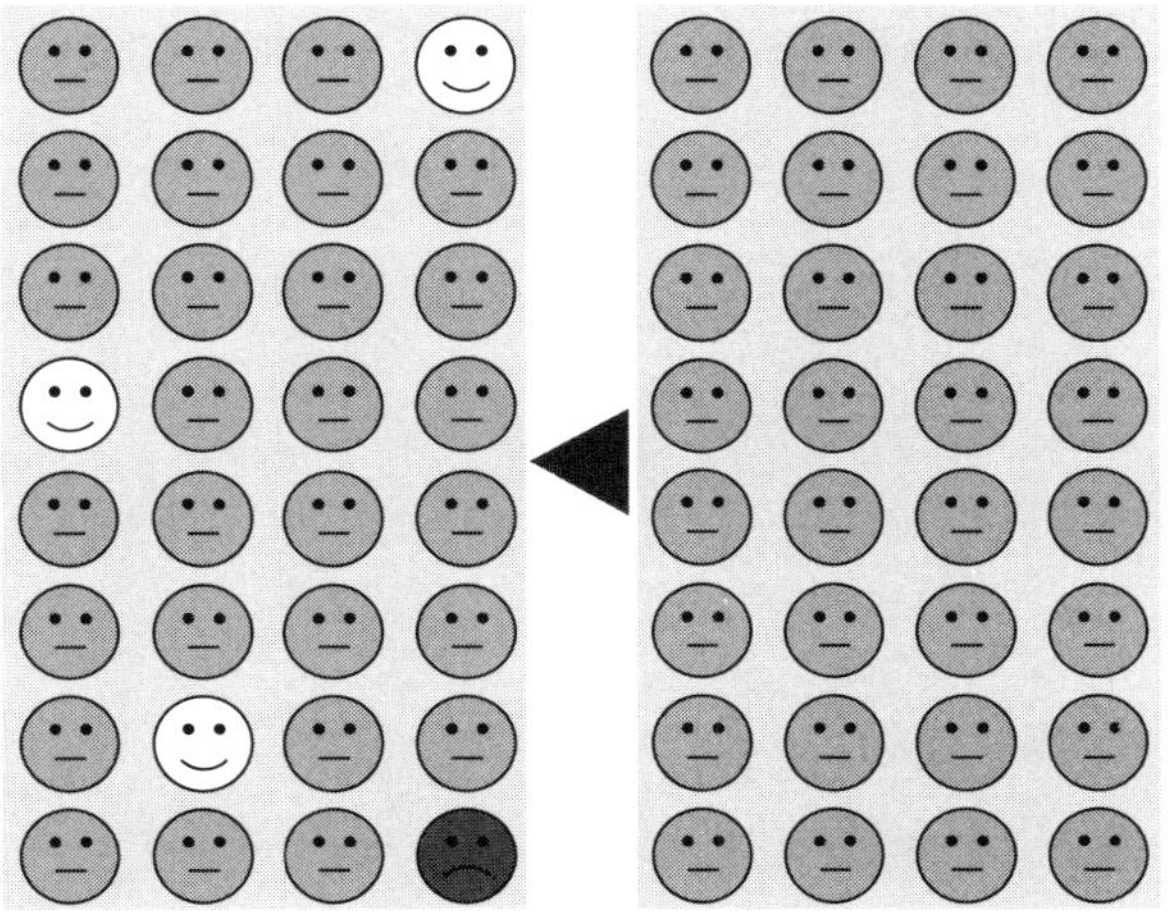

全員にイレッサを使うと、効く人の割合は小さくなり、まれな副作用も無視できなくなる。

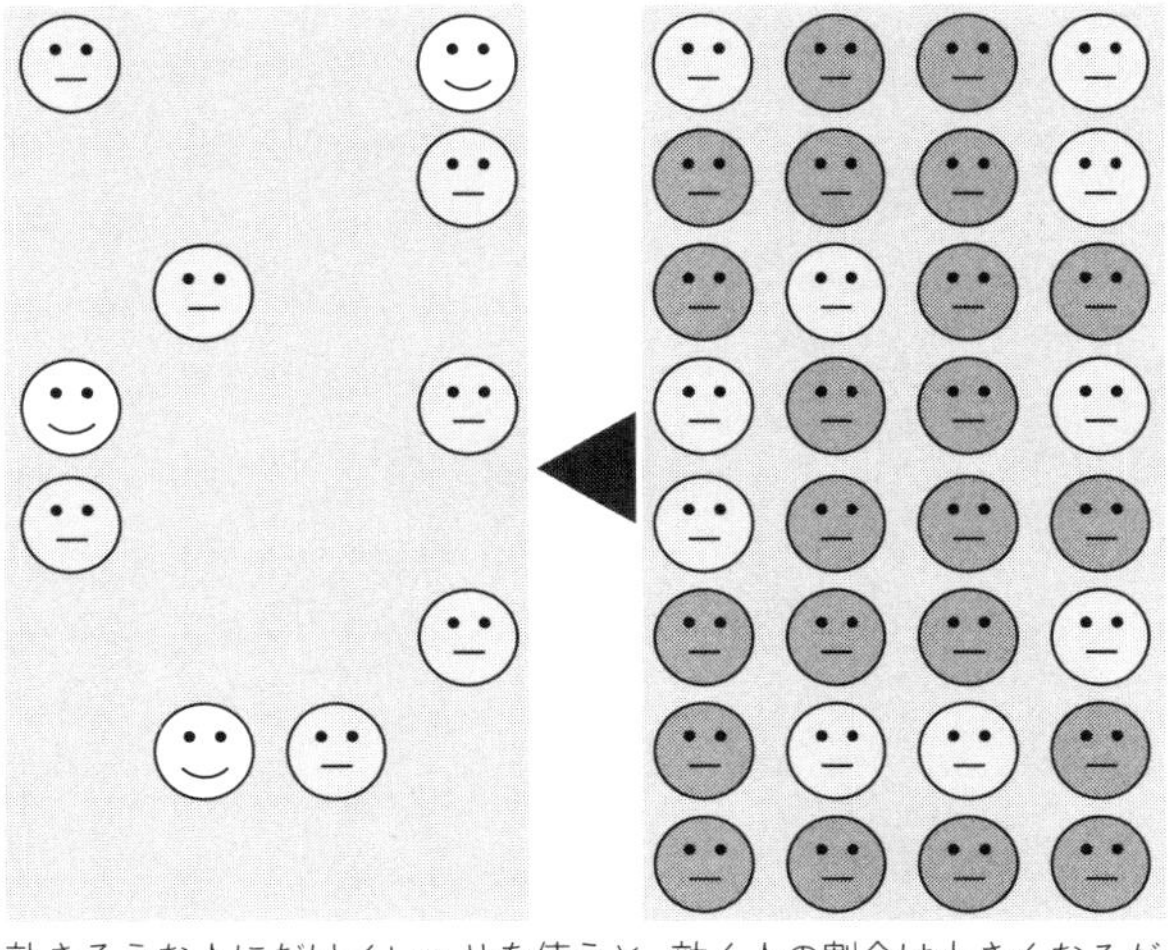

効きそうな人にだけイレッサを使うと、効く人の割合は大きくなるが、人数が増えるわけではない。まれな副作用が出る人の数は減る。

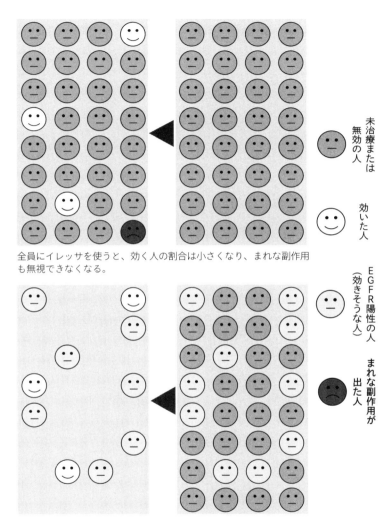

図 14　**プレシジョン・メディシンによって効果が「出やすくなる」しくみ**

てきた。
現代でも、遺伝子検査などしないで使える薬のほうを優先して選ぶ場合も多い。たとえば、大腸がんの手術後に再発予防目的で使う薬は普通、フルオロウラシルなどの古いタイプの抗がん剤だ。分子標的薬ではなく、遺伝子検査もしない。

また大腸がんが再発して手術が難しい場合、古いタイプの抗がん剤をいくつか組み合わせたうえ、アバスチン（一般名ベバシズマブ）という分子標的薬を加えることがあるが、アバスチンは省くこともできる一方、アバスチンを単独で使ってはいけないことになっている（アバスチンを使う場合も、遺伝子検査は条件ではない）。[*]

こういう場合に、分子標的薬は従来の抗がん剤に少しばかりの効果を上乗せする狙いで使われているが、分子標的薬を使わなければ治療効果が期待できないわけではない。分子標的薬を上乗せするために遺伝子検査が必要とされるときにも、遺伝子検査を経て使う薬が特によく効くわけではない。むしろ「プレシジョン」などと面倒なことを言わず誰にでも使える薬のほうがありがたがられる局面もある。

いまのところ、がん治療薬のうち幅広く使える性格が一番目立っているのはおそらく、キイトルーダ（一般名ペムブロリズマブ）だ。キイトルーダはがんが生まれた臓器を問わない効能・効果[**]が承認されている。以前は皮膚がんの一部とか肺がんの一部に使われていた薬だが、しだいに使える範囲が広がり、いまでは大腸がんにも膵臓がんにも使える可能性がある。ただし、「高頻度マイクロサテライト不安定性」という別の条件があるから、文字どおりに「誰にでも」というわけではない。キイトルーダもまた、幅広く使える理由は、ものすごく効くからではない。さまざまな臓器から生まれるがんに共通して「高頻度マイクロサテライト不安定性」という特徴があり、キイトルーダはその共通点に関係する薬だったということだ。

似た使いかたの薬として、たとえばハーセプチン（一般名トラスツズマブ）がある。ハーセプチンはもともと乳がんの治療薬として開発された。そして、乳がんのうち「HER2陽性」***というタイプのものに有効とわかり、よく使われるようになった。さらに、HER2陽性は乳がんだけでなく胃がんにもあり、HER2陽性の胃がんに対してもハーセプチンを使えるようになった。乳がんか胃がんかは問わず、ハーセプチンはHER2陽性を問題にするというわけだ。

＊アバスチンの添付文書で「治癒切除不能な進行・再発の結腸・直腸癌の場合、本剤は、フッ化ピリミジン系薬剤を含む他の抗悪性腫瘍剤との併用により投与すること」とされている。

＊＊添付文書の記載は「がん化学療法後に増悪した進行・再発の高頻度マイクロサテライト不安定性（MSI-High）を有する固形癌（標準的な治療が困難な場合に限る）」。なお、同様にどこの臓器からできたかを問わない効能・効果はロズリートレク（一般名エヌトレクチニブ）という薬にも承認されている。

＊＊＊添付文書の用語では「HER2過剰発現」。

キイトルーダとハーセプチンの違いは、ハーセプチンを使うのが「乳がんと胃がん」と特定されているのに対して、キイトルーダを使うがんの種類は特定されていないという点だ。

特定したければ臨床試験をすればいい。つまり、高頻度マイクロサテライト不安定性のあるがんのうち、どの臓器から生まれたものに対してキイトルーダが十分に有効と言えるか（つまり同時に、どの臓器のものに対してキイトルーダが無効ないし効果不十分となるのか）、ひとつひとつ試せばいいのだ。高頻度マイクロサテライト不安定性だけでなく、臓器の情報も加えたほうが「プレシジョン」の方向に向かうはずだ。

しかしキイトルーダはそれをしないうちに、「臓器を問わない」という点で注目された。[84]

つまり、「プレシジョン」は全体を貫く原理として機能していない。広く効く薬と狭く効く薬があり、狭く効く薬のほうをほめたいときに「プレシジョン」という言葉が都合よく呼び出されるにすぎない。

狭く効くということは、素朴に考えれば、欠点だ。[*] 使えない人が多いということだから。よく効く薬なら、遺伝子検査という手間をかけて患者を選んでやらなくても、つまり効きそうにない人が混ざったせいで平均点が下がったとしても、全体として有効という結果を出せる。

実際にそのようにして遺伝子検査の条件が外れた薬がある。タグリッソ（一般名オシメルチニブ）だ（図15）。この図もイレッサの図と同じように、量的には事実と対応していない。

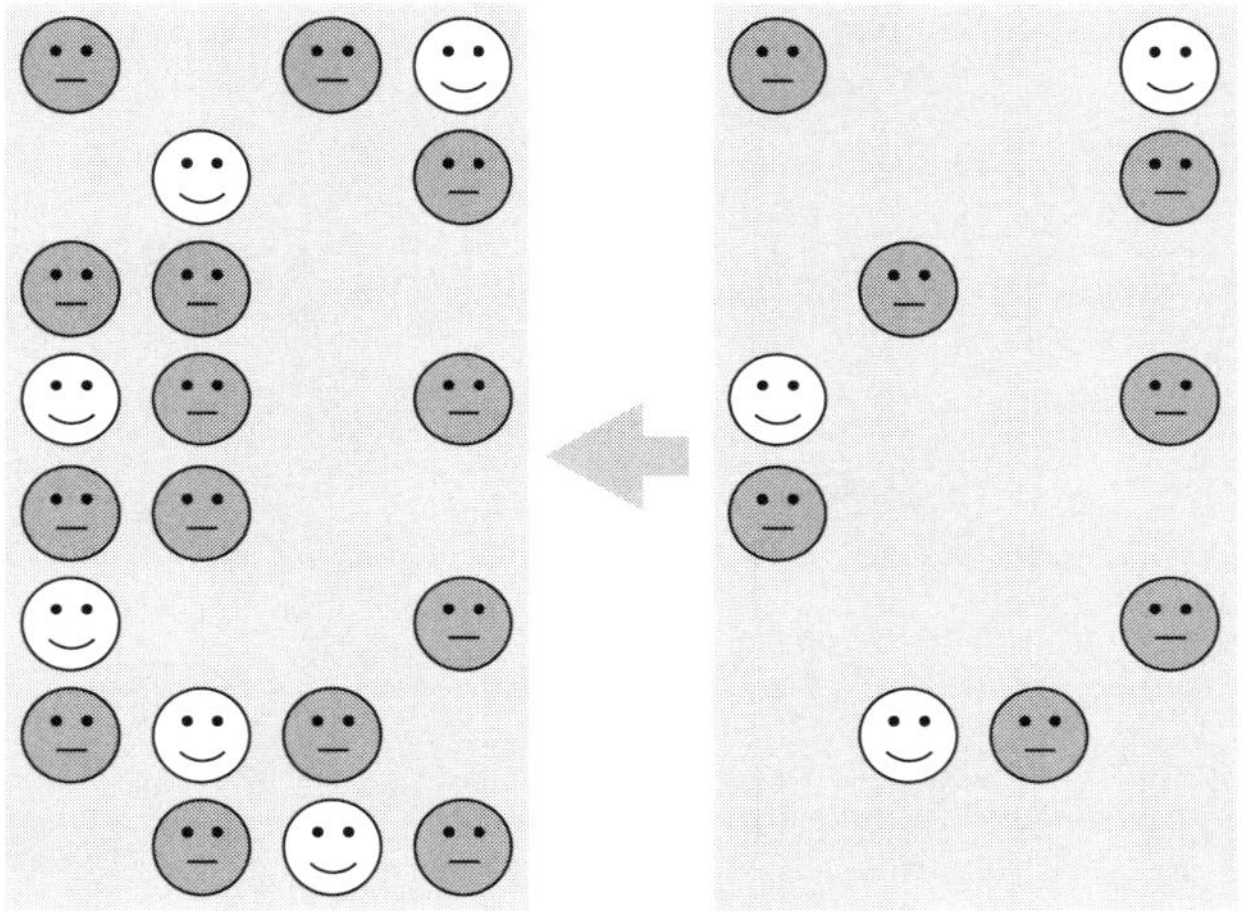

図15　**タグリッソの適応拡大**
タグリッソを使うために必要な遺伝子検査を少なくしたことで、効果を得られる人の数が増えた。

タグリッソはもともと、EGFR変異を狙ってイレッサなどの薬を使った場合、がんが耐性化することに対応する狙いで開発された。だから販売開始当初は、先にほかの薬を使って耐性が現れたのち、遺伝子検査でEG

＊この点を抗菌薬と比べると、がんと感染症の違いが浮き上がってくる。抗菌薬では狭く効くことが積極的な利点と言える場合がある。どんな人の体にも多くの種類の細菌が住み着いていて、病気の原因になるのは一度に一種類か数種類だけだ。抗菌薬を使うと狙った菌以外にも効いてしまうため、細菌のバランスが崩れ、クロストリジウム・ディフィシル感染症などの問題を引き起こしてしまうおそれがある。また、病気とは関係ない菌に耐性をつけさせるおそれもある。だからできるだけ叩くべき細菌を特定して狭く効く抗菌薬を使うべきとされる。対して、重症であって原因を特定するための時間も惜しく、疑わしい細菌にはすべて効く薬を使いたい場面もある。そういう場面では広く効く薬が優先される。

FR T790M変異があった人にしか使うことができなかった。

しかし、「耐性化しても効く薬」は「耐性化する前から効く薬」でもあったのだ。のちの臨床試験により、イレッサなどの耐性が現れるのを待つまでもなく、最初からタグリッソを使うことで、良好な結果が得られた。そしてタグリッソは最初から使える薬になった。つまり、当初はEGFR変異とEGFR T790M変異を2回の遺伝子検査で見なければならなかったのだが、最初から使うならEGFR変異を1回見ればいいことになった。*

いい薬は遺伝子検査などしなくてよい方向に進むのだ。

プレシジョン・メディシンとかゲノム医療という言葉は迷信にまみれている。「効きそう」「よさそう」というイメージが患者を振り回している。本当に必要なのは、再発を数か月程度遅らせる薬ではなく、いま目の前の痛みを止める薬かもしれない。あるいは、余命を数か月伸ばすチャンスを見逃してでも、長年の夢だった世界一周旅行に出たい人はいるかもしれない。

治療に迷ったときの4種の質問を覚えているだろうか。「効くかどうか」は考えるべき点の4分の1でしかない。まして、がん治療の「効果」とは延命とか再発防止だけではなく、痛みを止める「効果」であってもいいし、吐き気止め、睡眠薬、下剤、皮膚を守る保湿剤など、そのときどきの状況に応じて多種多様な「効果」が求められる。「がんの薬」のことばかり考えるのが正しいとは言えない。

虎の門病院臨床腫瘍科部長の高野利実は、『がんとともに、自分らしく生きる』という本にこんなエピソードを書いている。

二〇〇六年の正月、NHKで、「日本のがん医療を問う」という番組が放送されました。スタジオには、患者さんや医師などが集められ、私もそのなかの一人だったのですが、この番組中、VTRで登場した医師の言葉に、私は引っかかりました。

その医師は、「もう治療法がない」と言われてやってきた進行がんの患者さんを前にして、このようなことを言っていました。

「たしかに、日本で保険適応となっている治療法はもうないのですが、自己輸入とか、いろんな方法を使えば、使える薬はあと3つあるんです。使える薬があるうちは、まだ、あなたにも希望があるということです」

この言葉に喜ぶ患者さんの姿が映され、「がん難民を救う救世主がいた」というイメージで、編集がされていたのですが、私は、強い違和感を覚えました。

「使える薬があるうちは希望がある」というのは、「使える薬がなくなったら絶望だ」と

＊この変更以後も、従来のように耐性化に対応しようとして使う場合には、EGFR T790M変異の検査が必要とされる。

言っているのと同じことです。「もう治療法がない」と言って、患者さんを絶望に追いやる医師も問題ですが、この医師は、「まだ治療法がある」と言って、「見せかけの希望」を与え、ただ、絶望を先送りにしているだけであり、問題の本質はなんら変わっていません。治療中は、絶望を直視しないですんでも、その先には、もっと深い絶望が待っているのかもしれません。「絶望の壁」というイメージから抜け出ることが重要なのに、この医師は、そのイメージをより強く植えつけているわけです。

「がん難民の救世主」どころか、私には、こういう医師や、こういう医師を好んで取り上げるマスメディアこそが、「がん難民」を生み出しているように思えます。(85)

たしかに希望の言葉は貴重に違いない。しかし、空手形と希望の言葉は同じではない。高度な最先端の技術に支えられた新薬の魅力を強調すればするほど、誰にでも当然必要な緩和ケアが後ろ向きで敗北主義に見えるかもしれない。「すべてのがん治療は緩和ケアに含まれる」といった言いかたが、奇妙に転倒したものに聞こえるかもしれない。

しかし事実として、医者がどんなに努力しても、人間は老いないようにも死なないようにもならない。病院から引き出せるものは最大限引き出して都合よく利用すればいい。それは必ずしも最先端の新薬でなくてよく、モルヒネであってもいい。

8

ガイドライン

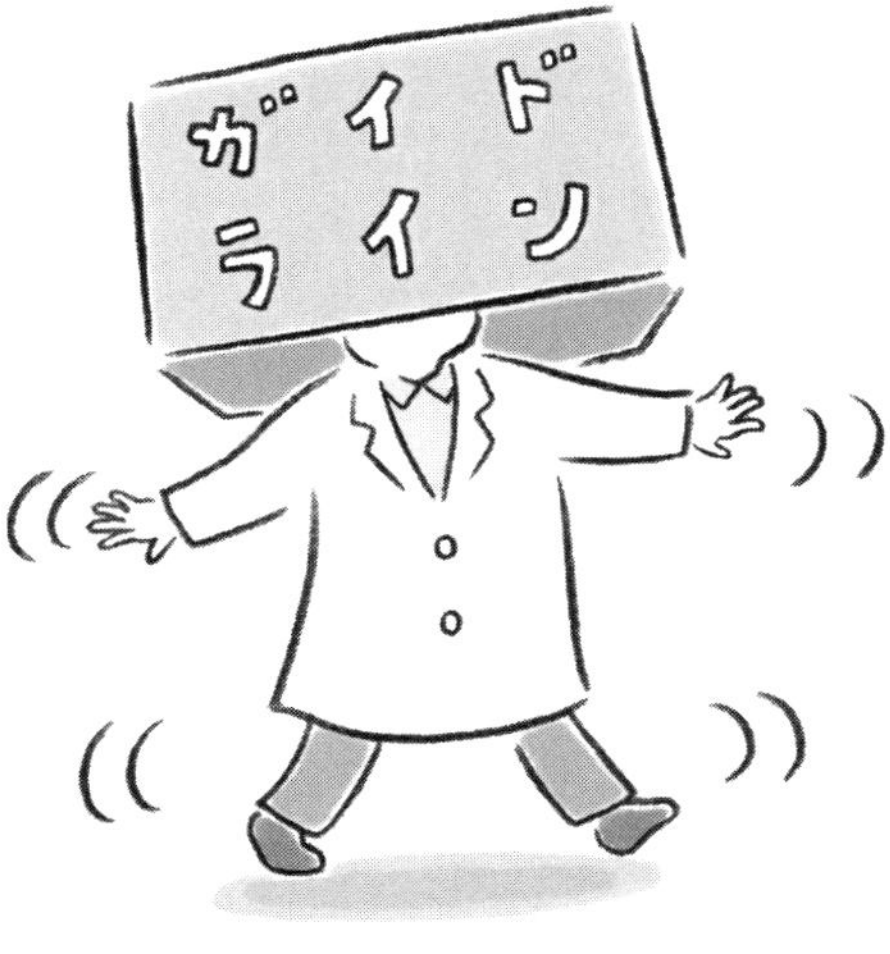

がんの勉強をしている人に話を聞くと、「どれが本当か」という話題がよく出てくる。がんに限らない。病気について世の中にはあふれるほどの情報があるが、中には嘘を言っている人もいそうに思える。どれが本当なのだろう。見分ける方法はあるのだろうか。

一見もっともらしく見えるのが、「メカニズム」とか「しくみ」を「解明」したから本当だ、というタイプの主張だ。しかし、「しくみ」は迷信と区別がつかない。思ったとおりになっているかどうかの証拠が必要だ。

証拠は英語でエビデンスとも言う。「医学はなにかにつけて証拠を確保しておくべきだ」という思想を、証拠に基づく医学（Evidence Based Medicine）、略してＥＢＭと言う。

なぜか日本ではエビデンスを「根拠」あるいは「科学的根拠」と意訳することが多い。証拠と根拠はぜんぜん違う。根拠と言うと、まさに「メカニズム」の「解明」こそがいろいろなことの根拠になりそうに思える。

ＥＢＭは、ある意味で「メカニズムのことは忘れる」という思想だ。

わかりやすい例が薬の臨床試験だ。

実験室で生体内の物質の機能を特定する。その機能が病気とも関係していることがわかってくる。

そこで物質の機能に影響するような薬を作る（こういう方法を定着させたのがジェイムズ・ブラックの業績だった）。薬は病気を治すはずだ。しかし、考えたとおりの「メカニズム」が本当に結果に結びつくかどうか、やってみなければわからない。というか、たいていは期待外れに終わる。だから、病気の人に使ってみて、治るかどうか確かめる。[*] これが臨床試験だ。治っていれば効いた証拠、つまりエビデンスとなる。治らなければ効かなかったというエビデンスとなる。だからエビデンスとは、日常の言葉では「データ」と言い換えると近い。

データがなければ、想定された「メカニズム」が当たっているかどうかわからない。治らなければ「メカニズム」は思ったように働かなかったらしいとか、予想外の副作用があったのかもしれないとか、結果に合わせて「メカニズム」を考え直す。

こういう順序でことが進むから、効いた薬であっても、なぜ・どのように効いているのかは仮説にとどまる。古い薬でも新しい薬でも、「メカニズムは不明」と言われることは珍しくない。データを重視する立場からは、「こういう作用があるから効く」という説明がいくらあっても信じる理由にはならない。

大まかにはこういうことなのだが、ＥＢＭという言葉の正確な意味は、言う人によって違う。こ

＊正確にはこのようでない臨床試験もある。

の本はＥＢＭの教科書ではないから詳細には立ち入らない。*要するに「証拠が大事」という点さえ押さえておけば続きの話には足りる。

実はＥＢＭにも迷信の影が差している。ここで問題にしたいのは、証拠が大事だとして、証拠がすべてではないし、すべてに証拠が要るわけでもないという点だ。

確かな証拠を積み上げていけば間違いのない堅実な理論ができるはずだ、と思うだろうか。現実にはそうなっていない。タバコをやめても肺がんになるし、減塩しても高血圧になる。人体は複雑すぎて、何をどう説明しても「場合がある」とか「ひとつの要素である」という種類のことしか言えない。

複雑なことを単純に言うのは嘘を含んでいる。嘘は必ずしも悪いことではない。医学に限らず、正確ではなくてもわかりやすくて便利な嘘によって日々の用を足すのは当たり前のことだ。では、良い嘘と悪い嘘の違いは何か？　結果を言い当てられることだ。結果を思いのまま操作できるなら、なおよい。つまり、効く薬が良い薬であり、「メカニズム」はどうでもいい。ある意味で、医学においても証拠を重視するとは、入り口と出口だけに注目するということでもある。

証拠を重視する戦略は実用にかなっているように思える。理論を先行させると、いつのまにかとんでもない結論に迷い込んでしまうかもしれない。事実を最初に見ているかぎり、たとえその解釈が間違っていたとしても、大筋として変な結論には向かわずに済むはずだ。

だが、話はそこで終わらない。実際には、「理論」とか「事実」はこのように明確に切り分けられるものではないからだ。事実を観察し記述することそのものが、すでにある何かの理論の一部としてしかなされえない。言い換えれば、まったく先入観のない客観的な観察というものはありえない。

どういうことか。

かつて糖尿病の治療では薬を積極的に使って血糖値を厳しく下げるのがよいと考えられていた。前提として、血糖値が高い時間が続くことで動脈硬化が進み心臓や脳の病気を引き起こすと考えられている。だから、できるだけ血糖値を低いままにしておくのは合理的に見えた。この状況にあって、「血糖値を下げる」という効果の証拠＝エビデンスがある薬は、良い薬だった。

ところが長期の研究から反対の結果が出てしまった。[86] その研究は、血糖値を厳しく下げるか、ほどほどの血糖値にとどめておくかを比較した。結果として、血糖値を厳しく下げても、心筋梗塞や脳卒中は減らなかった。それどころか、厳しく下げたグループのほうが死亡する人が多かった。結果は一見逆説的に思えた。理由ははっきりしなかった。理由がわからなくても結果は結果だ。

＊医学統計の扱いについて勉強したい読者には相原守夫『診療ガイドラインのためのＧＲＡＤＥシステム　第３版』をおすすめする。

理由はどうあれ、血糖値を厳しく下げた人は死にやすくなったのだ。この結果が、以後の糖尿病治療では「ほどほどにする」という考えに結びついた。たとえばアメリカ糖尿病学会は、もともと（高齢などで）余命が長くない人とか、すでに糖尿病による影響（合併症）が強く出ている人などに対しては治療をほどほどに緩めることを勧め、「たとえば8％未満」という数字を挙げている。[87]8％というのはHbA1cという検査値の目標のことで、日本糖尿病学会の診断基準では6・5％以上だと「糖尿病型」と判定することになっている。糖尿病かどうかの判定に関わるレベルよりだいぶ高めの数字でよしとする、つまりそれなりの高血糖が続いていてもよしとするわけだ。

かつて使われた薬は、効果がなかったわけでも、エビデンスがなかったわけでもない。「薬が血糖値を下げる」という証拠はあったが、「血糖値を下げるのはよいこと」という仮定が必ずしも正しくなかったのだ。ひとつの証拠＝エビデンスはそれ自体が客観的でゆるぎない根拠となるのではなく、ほかの多くの仮定に支えられている。「エビデンスがある」という言葉を「確実である」という意味だと思うのは迷信だ。

最近も糖尿病の新薬が「血糖値を下げる証拠がある」という理由で承認され発売されている。けれども、血糖値を下げる薬が将来の病気を減らすとは限らない。

抽象的な議論に思えるだろうか。しかし、「血糖値が同じくらい下がっても、使った薬によって結果が違う」という事実はある。かつてロシグリタゾンという薬があった。ロシグリタゾンは血糖値を下げたが、長期的なデータを調べた結果、死亡する人はむしろ増えていた。(88) その後ヨーロッパで、ロシグリタゾンは承認が失効した。日本ではそもそも承認されていなかった。「外国では使われている薬が日本に入ってくるまでに時間差（ドラッグ・ラグ）がある」という議論があるが、その時間差があったおかげで日本はロシグリタゾンの被害を受けずに済んだのだ。

こうした検証は、誰かが「血糖値を下げても健康になるかどうかはわからない」と思いつくことで可能になる。エビデンス*より先に、まず、アイディアが必要なのだ。

糖尿病の薬でこうした逆転現象が起こったのは、高血糖と病気の関係があまり近くないからだとも言える。複雑な現象が想定されたからこそ、さまざまな切り口で研究が行われ、エビデンスは蓄えられてきた。

対して「糖尿病の薬による重症低血糖は本当に悪いことか」という論点について研究するのははるかに難しく、かつ動機も少ない。重症低血糖になったら意識を失って倒れてしまうのであり、「悪いこと」に決まっている。誰も疑わないことは誰もわざわざ研究して確かめようとしない。だからエビデンスはない。「エビデンスがない」とは「不確かだ」という意味ではない。誰も疑問を持た

＊以下、エビデンスという言葉を「研究結果として統計的に記述されたもの」に絞って使っている。個々人の経験でさえエビデンスであるという言いかたはもちろん可能だが、その立場からは「エビデンスに基づく」という言葉が意味不明になってしまう。

ない論点については、もともとエビデンス＝証拠など必要ない。人が迷うような論点、意見が分かれる論点、予想が当たっていたかどうかで次にすることが変わる点については、証拠が必要とされる。証拠が必要な点に証拠が揃っていなければ、その議論を憶測で進めるのは危険かもしれない。

糖尿病に限らず、いわゆる民間療法とか代替医療にはエビデンスがないものも多い。そのうちどれかは研究者が関心を持っていないだけで、調べてみれば実は効くのかもしれない。実際には研究者はなかなか意欲的なので、たとえば鍼《はり》にも灸にもけっこうな数の研究がなされている。そのうちいくらかは有効という結果を出している。たとえば、緊張型頭痛に鍼は効く。[89] しかし、研究するまでもなく、鍼でがんは消えない。「エビデンスがある」は「効く」という意味ではないし、「エビデンスがない」は「効かない」という意味ではない。「エビデンスがある」は「確実である」という意味でもないし「エビデンスがない」は「不確かだ」という意味でもない。効くか効かないか、その効果に意味があるのかは、ひとつの研究の結果だけで決まるのではなく、*ある仮説を取り巻く多くの仮説がどれだけ頑健に組み上げられているかによる。

ならば、医学全体は頑健だろうか。すべてがエビデンスの積み上げではないとして、あまりに自明でエビデンスなど不要と考えられる点を除いて、多少とも疑いのある論点はエビデンスによって方向付けられ、糊付けのための仮定はいくらか挟むとしても、まったくの仮説だけを根拠とする判断は比較的少なく、実践には確実さを高めるための努力が相応に払われているだろうか。

おそらくその答えは世界の誰も知らない。医学という分野はあまりに広く、かつ複雑高度に専門分化していて、「医学全体」を見渡すことはきわめて難しい。しかし以下では、「証拠が大事」という思想が機能していないように思われる局面をいくつか取り上げる。これら少数の例から全体を類推することはもちろんできない。単に取り上げた例がそのようであるという意味にしかならない。だとしても、多くの人に関係すると思われる例がある。

アメリカ心臓病学会（ACC）とアメリカ心臓協会（AHA）が二〇一八年に、連名のガイドラインを更新した。[90] 対して、ある研究者が、そのガイドラインはどの程度エビデンスに支えられているかを評価した。[91] ACC／AHAのガイドラインは数百の推奨文でできている。それぞれの推奨についてエビデンスが参照される。エビデンスの中にも質が高いものと低いものがある。質が低いエビデンスは、エビデンスがないのとさほどの違いがないかもしれない。何かを推奨するにあたって、エビデンスの質が高いほうが、強く勧める方向に働く。推奨度はⅠ（行うよう強く推奨する）からⅢ（行わないよう強く推奨する）まで、エビデンスの質はAからCまでとされている。

＊この文はシステマティック・レビューの優越性を主張するものではない。むしろこの文においてはシステマティック・レビューでさえも「ひとつの研究」として扱っている。

最も強い「I」とされた推奨のうち、最も質の高い「A」のエビデンスに支持されているものは8・5％しかなかった。これは10年前の同様の評価と大きく変わらないものだった。

何を言っているかわかるだろうか。診療ガイドラインは医学のあらゆる分野にわたって無数にあるが、一般的に、最も強い推奨のために最も質の高いエビデンスは必須とされない。必須ではないから「8・5％」であってもよい。

たとえば診療ガイドラインを作る方法について記した「GRADEシステム」では、推奨度を決めるための材料として4点を挙げている。

・エビデンスの質
・害
・コスト
・価値観の違い

いくらエビデンスがあっても、「副作用で死ぬかもしれない」という疑いが無視できないほどにあれば、無造作に勧めることはできない。ものすごく高い薬も気軽には使えない。効果がほしいかどうかが価値観によって違うなら（たとえば、「余命は伸びないが再発が減る」という効果なら）、人によってはコストと副作用のほうが重いと見るかもしれない。言い換えれば、ガイドラインを作る人が「効くかどうかわからないが、もし効けばとてもいい」と考えたものは、強い推奨とされてもおかしくない。「エビデンスに基づく医療」はこのように「たられば」の理屈を許している。だから、世界的に権威のあるACC／AHAのガイドラインでさえ、最高の推奨のうち最高のエビデンスに基づくものは8・5％しかないのだ。

特にACC／AHAだけがエビデンスを軽視しているわけではない。日本におけるGRADEシステム普及活動の第一人者とも言うべき相原守夫は、「GRADEを採用した」との記載がある国内の診療ガイドライン18件を調査した結果、17件について何らかの問題点を挙げ、ただひとつ『てんかん診療ガイドライン二〇一八（第2部）』だけが「現状では、「GRADEを使ったとする最低限の基準」の全項目を満たす国内唯一のガイドラインである」としている。[22] つまり、相原調査で取り上げられた18件のガイドラインのうち17件は、自分で「採用した」と言っている基準すら守っているかどうか怪しい。

相原調査は衝撃的な結果に思えるかもしれない。しかし話はまだ終わらない。日本で作られるガイドラインには、そもそもGRADEを使っていないものも多い。

ならばGRADEに置き換わるだけの独自基準で信頼性を確保しなければいけないはずだが、実際はどうだろうか。日本産科婦人科学会と日本産婦人科医会の『産婦人科診療ガイドライン――婦人科外来編２０１７』は参照する論文ごとに「エビデンスレベル」を割り振るという方法をとっている。「エビデンスレベル」とは何か。短く説明された箇所を引用しよう。

文献末尾の数字はエビデンスレベルを示しており，数字が少ないほどしっかりとした研究に裏打ちされていることを示しています．数字の意味するところはおおむね以下のようになっています．

Ⅰ：よく検討されたランダム化比較試験成績
Ⅱ：症例対照研究成績あるいは繰り返して観察されている事象
Ⅲ：ⅠⅡ以外，多くは観察記録や臨床的印象，又は権威者の意見

ＧＲＡＤＥに比べるとずいぶんシンプルだ。ＧＲＡＤＥが対処しようとしている多種多様な問題に対する考察は水のように薄い。たとえば、参照するべき文献をどうやって見つけてくるのか。大事な文献を見逃していないことをどうやって担保するのか。複数の文献が相反する結果を出していたらどちらを取るのか、それとも間を取るのか。間を取るとすれば、その処理は妥当と言えるのか。都合の悪いデータが隠されているかもしれないと想像してみないのか。

いや、このガイドラインにとって、そんな細かい検討は無用なのかもしれない。「巻頭言」とし

て日本産科婦人科学会理事長の藤井知行がこんなことを言っている。

本ガイドラインの特徴として，臨床試験等に基づく高いエビデンスに加え，会員による徹底的なコンセンサスを重視して，クリニカル・クエスチョンに対するアンサーが作成されていることが挙げられます．欧米を中心として行われている臨床試験に基づくエビデンスは，必ずしも我が国の現状に適合しているとは限りません．そこでコンセンサスにより，我が国の現況に最適な医療が示されることになります．

筆者にはこの文を理解できないのだが、藤井は何が言いたかったのだろうか。欧米のエビデンスが「必ずしも」日本に当てはまらないなら、当てはまる部分はないのか、当てはまらないなら日本で臨床試験を率先して行わないのか、やむをえず代わりにコンセンサス（専門家の合意）を指針とするとしてもそれがなぜ「最適」と言えるのか、筆者にはわからない。

わからないなりに藤井の意図を忖度するなら、「医療は複雑な知識の体系に基づくものなので、いまある単純な問題設定の臨床試験だけを頼りに実践的な判断はできない、だから結局はコンセンサスこそが本質なのだ」といったことを言いたいのかもしれない。それはそれで一理ある。だとすれば、コンセンサスに基づくガイドラインの作成にあたった委員は本当にその資格があるのだろうか。たとえば、誰かからお金をもらった見返りに事実をゆがめて伝えるおそれはないだろうか。

慣習として、学術的な文書では作成にあたった人の利益相反を開示することになっている。利益相反というのはたとえば特定の企業からお金をもらっていないかといったことだ。このガイドラインは利益相反についても短く説明している。

本ガイドラインの作成ならびに評価を担当した委員，そしてそれに関連する者（配偶者，一親等内の親族，または収入・資産を共有する者）は，本学会利益相反委員会が調査を行いました．その結果，一部の委員について企業間との研究・講演活動を通じた利益相反は存在していましたが，本ガイドラインの推奨内容は，科学的根拠に基づくものであり，特定の団体や製品・技術との利害関係により影響を受けたものではありません．

誰に・どんな利益相反があるかは開示されていない。代わりに「影響を受けたものではありません」という弁明が添えられているのだが、その弁明こそが信用に値するかどうか、何を根拠に考えればいいのだろう。そして「科学的根拠に基づくものであり」という説明は「巻頭言」で藤井が真っ向から否定しているはずなのだが、藤井の主張とガイドラインの主張は一致しないのだろうか。

常識的に言って、研究者が特定の企業や製品・技術と利害関係を持たないということはありえない。そして、利害関係がその人の言うことに影響を与えないこともありえない。だからこそ、「客観的である」「中立である」といった幻想を主張するのではなく、ルールを決めて情報公開し、第三者が批判的に解釈できるようにするというのが慣習になっている。このガイドラインは肝心の情報公開をしないで、結果としての正当さだけを空理空論に基づいて主張している。

ガイドラインがみな似たりよったりとは思わないでほしい。日本産科婦人科学会と日本産婦人科医会には、ぜひ日本糖尿病学会のガイドラインを見習ってほしいものだ。『糖尿病診療ガイドライン２０１９』は、作成に関わった委員80人あまりの利益相反を、11ページにまたがる表にまとめて開示している。また個々の委員とは別に「組織としての利益相反」も開示している（表3）。

ガイドラインというものがエビデンスを積み上げた結果として必然的にできてくるものだと思うなら、それは迷信だ。「エビデンスに基づく医療」という言葉を作ったゴードン・ガイアットがまさにそのことを指摘している。

エビデンスはそれだけでおのずと明らかであることは決してないし、それだけで真実を伝えることも決してない。なぜなら、エビデンスはつねに解釈を必要とするからだ。[93]

1) 日本糖尿病学会の事業活動に関連して、資金（寄附金等）を提供した企業名
1 共催セミナー アークレイ，アークレイマーケティング，旭化成ファーマ，あすか製薬，アステラス・アムジェン・バイオファーマ，アステラス製薬，アストラゼネカ，アボット・ジャパン，アボットバスキュラージャパン，ウェルビー，栄研化学，エーザイ，エージェリオンファーマシューティカルズ，エスアールエル，MSD，LSI メディエンス，大塚製薬，小野薬品工業，科研製薬，キッセイ薬品工業，協和キリン，ギリアド・サイエンシズ，クラシエ薬品，コヴィディエンジャパン，興和，コスミックコーポレーション，寿製薬，サノフィ，参天製薬，三和化学研究所，塩野義製薬，ジョンソン・エンド・ジョンソン，第一三共，大正富山医薬品，大日本住友製薬，武田薬品工業，田辺三菱製薬，テルモ，日機装，ニプロ，日本イーライリリー，日本ジェネリック製薬協会，日本ベーリンガーインゲルハイム，日本ベクトン・ディッキンソン，日本メドトロニック，ノバルティスファーマ，ノボノルディスクファーマ，バイエル薬品，はくばく，フクダコーリン，富士フイルムファーマ，富士レビオ，マイラン EPD，持田製薬，ユネクス，RIZAP，LifeScan Japan，ロシュ・ダイアグノスティックス，ロシュ DC ジャパン
2 賛助会員 アークレイマーケティング，アステラス製薬，アストラゼネカ，アボット・ジャパン，EA ファーマ，エーザイ，エスアールエル，H プラス B ライフサイエンス，MSD，小野薬品工業，科研製薬，キッセイ薬品工業，協和キリン，興和，サノフィ，三和化学研究所，塩野義製薬，シスメックス，ジョンソン・エンド・ジョンソン，積水メディカル，第一三共，大正富山医薬品，大日本住友製薬，武田薬品工業，田辺三菱製薬，中外製薬，テルモ，東ソー，ニプロ，日本イーライリリー，日本たばこ産業，日本ベーリンガーインゲルハイム，日本メドトロニック，ノボノルディスクファーマ，PHC ホールディングス，文光堂，堀場製作所，ロシュ・ダイアグノスティックス，ロシュ DC ジャパン
3 研究助成 アボット・ジャパン，MSD，サノフィ，武田薬品工業，日本イーライリリー，日本ベーリンガーインゲルハイム，ノボノルディスクファーマ
4 顕彰制度 サノフィ，日本イーライリリー，ノボノルディスクファーマ
2) 糖尿病診療ガイドライン策定に関連して、資金を提供した企業名
なし

表 3　**日本糖尿病学会の「組織としての利益相反」**
『糖尿病診療ガイドライン 2019』に記載。

ガイドラインは人が作る。人がすることは必然ではない。ガイドラインは、エビデンスを解釈し、エビデンスのないところを想像して補い、気に入らないエビデンスがあれば「それは問題ではない」と言い返す理論を考えた結果としてできる。

エビデンスという言葉はなぜか「科学的根拠」と訳されているが、もともと法廷に提出される「証拠」という意味でも使われてきた歴史がある。法廷は意見を戦わせる場であり、そこでは弁護士が頭を使って物語を考える。どんな弁護士でも証拠＝エビデンスは参照するが、同じ証拠から引き出す物語は弁護士によって違うだろうし、訴訟に勝つか負けるかも弁護士によって違う。このたとえで言えば、ガイドラインは弁護士だ。間違わない弁護士はいないし、負けない弁護士もいない。ガイドラインを絶対だと思うのは迷信だ。

9

EBM
（科学的根拠に基づく医療）

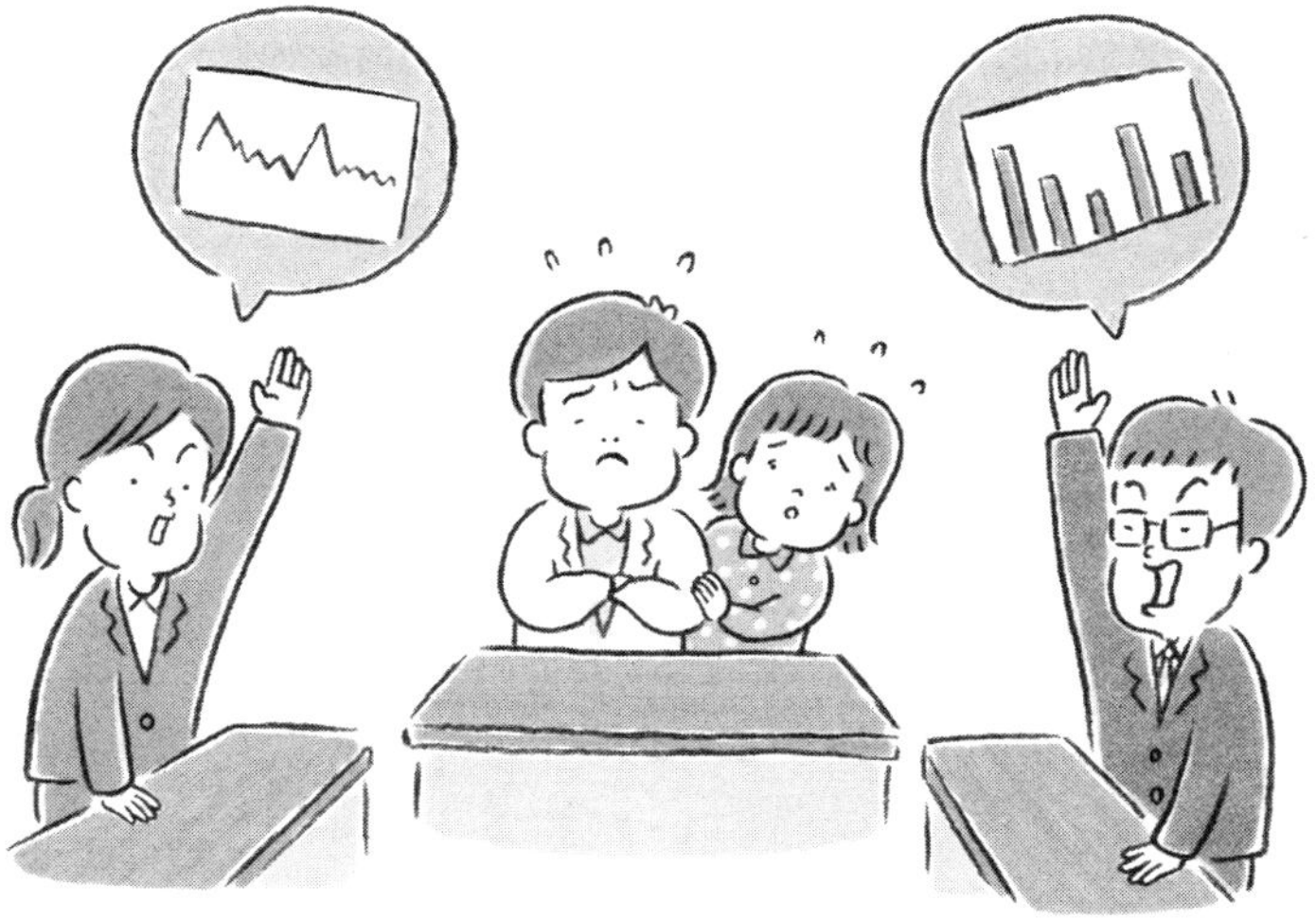

ガイドラインが絶対でないとしたら、何を頼りにすればいいのだろうか。
ひとつ知りたいと思うごとに、論文を集めて比較検討し、徹底的に真実に迫ろうとすることは現実的でない。医師が自分の専門分野について知ろうとするときでさえ、ガイドラインを疑うほどの慎重さでもってあらゆる情報を吟味し熟慮するのが当たり前とは言えない。そんなことをしている暇はとてもないほど、目の前の患者は多様で、回答となるはずのデータも日々更新され、どれを信じればいいかわからなくなっている。逆の言いかたをすれば、そんな人間の限界を超えた情報処理を私たちは医師に迫っているのであり、そこまでしなければ気が済まないほどの完璧主義に陥っている。

だから、ガイドラインを使って情報を要約し時間を節約することは、医師にとってどうしても必要になる。そして、ガイドラインに対するチェック機能を働かせるにも、自分自身の手だけではすぐに限界を迎えてしまうため、ガイドライン以外の要約が必要になる。

有名なのが、「コクラン」*という国際組織だ。コクランは世界の130か国以上にわたる研究者や医療従事者などのメンバーから成り、日本にもコクランジャパンという支部がある。

コクランはGRADEシステムを忠実に適用して研究データを評価し統合している。無数の論文を集め、収集の方法と基準を一定のルールで明示し（この点こそがコクランの最も強い特徴だ）、内容を要約して「レビュー」と呼ぶ短い文書にする。コクランのレビューは毎日のように新しく公開されている。

大まかに言って、コクランはデータの専門家集団だから、コクランのレビューは相当に信頼されている。たとえば、サイモン・シンとエツァート・エルンストの『代替医療解剖』という本は、「コクラン共同計画」という見出しの節に14ページあまりを割いている。[95] その中には「コクラン共同計画について以上の予備知識を得たことで、利害関係のなさ、厳密さ、研究の質の高さにおいて、この組織がなぜそれほど高い評価を得ているのか理解してもらえたことと思う。以上のことを踏まえれば、鍼に関するコクラン共同計画の系統的レビューで得られた結論は、真相に近いと考えてまず間違いないと言ってよいだろう[96]」とある。コクランのレビューは、証拠＝エビデンスと対応しているという点では、おそらく世界トップクラスだ。

筆者はコクランの思想と実績を尊敬しているし、筆者自身もコクランジャパンの正会員だ。しかし、あらゆる人、あらゆる組織がそうであるように、コクランもまた完全無欠ではない。それどころか、根幹に関わる弱点を抱えている。コクランは証拠を示すのが得意だが、証拠があるからと

＊二〇一五年に「コクラン共同計画」から名前が変わった（文献94）。

いって意味があるとは限らないのだ。
コクランは二〇一七年に、C型肝炎に対する直接作用型抗ウイルス薬についてのレビュー[97]を公表した。このレビューは、直接作用型抗ウイルス薬に深刻な害がなさそうだという点に触れたうえで、「残りのすべての解析において、直接作用型抗ウイルス薬が何らかの臨床的効果を持つことを確認することも否定することもできなかった」と記した。論文の文体でわかりにくいが、これは「効きそうだ」という意味だろうか、「効きそうにない」という意味だろうか。注意深く読めば、「効きそうにない」と思えるはずだ。「効果」を「確認すること」が「できなかった」のだから。
しかし、コクランの結論はあまりに直感に反していた。実際には、直接作用型抗ウイルス薬は世界を変えていた。
C型肝炎はかつて原因不明とされていた。C型肝炎ウイルスが原因と判明してからも治療は簡単ではなかった。インターフェロンによる治療でC型肝炎ウイルスが排除できる割合は何割かにとどまった。[98]
直接作用型抗ウイルス薬は新しい薬だ。たとえば日本では二〇一五年に販売開始されたハーボニーという薬が代表的な直接作用型抗ウイルス薬だ。ハーボニーの臨床試験では、ハーボニーを使った人の100％近くが、検査をしてもウイルスが見つからない状態を達成した。[99]
これほど効いているのに、なぜコクランのレビューでは「確認することも否定することもできなかった」となったのだろうか。

ここにはからくりがある。コクランのレビューは「C型肝炎に関連する病気を減らせるか」とか「長生きできるか」といった点を調べて、「確認することも否定することもできなかった」と言っている。しかし、C型肝炎は何年とか何十年という時間をかけてゆっくり進行し、時にはがんを作る病気だ。C型肝炎からがんができてもすぐに死ぬわけではない。C型肝炎そのものによる肝硬変なども死因になるが、やはりゆっくり進行したうえでのことだ。だから、C型肝炎をある時点で治療して、仮に以後の進行を食い止めることができたとしても、がんになった人の数とか余命に差がつくまでに最低数年はかかる。

コクランのレビューが行われた二〇一七年までには、数年前にようやく発売を迎えたばかりの薬の長期的なデータはまだ存在していなかった。だから、「関連する病気」とか「長生き」を指標にすれば、効果は不明という結果になるに決まっていたのだ。

当然の反発があった。世界中の学術団体がコクランの偏った表現を指摘した。[100][101][102]

その結果、3か月ほど経って、問題のレビューは更新という形式で結論の表現を変えた。新しい結論は「我々が関心を持つ主な指標についてのエビデンスは短期間の試験から来るものであり、直接作用型抗ウイルス薬の長期的な効果を判断することはできない」[103]という穏当な表現になった。

さらに2年ほど経って、誰もが予想したとおり、直接作用型抗ウイルス薬で長期的にがんは減ったし長生きの効果もあったというデータが出た。[104]

振り返ってみれば、二〇一七年のコクランは「未来はまだ来ていない」という当たり前のことしか言っていなかったのだ。

コクランは事実に反することは言わない。しかし、医学上の疑問に対する答えは、ただ事実であればいいのではなく、私たちの関心に一致しなければならない。コクランは関心に合わないデータをつかんでしまったために、最初からわかりきっている答えしか得られず、その表現が与える印象を争うことになってしまったのだ。

コクランの無数の業績の中で、C型肝炎のことは珍しい例外だったのだろうか。残念ながら、翌年にはより大きな問題が起こった。

コクランは二〇一八年末に、HPVワクチンによる子宮頸がん予防についてのレビュー[105]を公表した。すると、このレビューは参照範囲が偏っているとする批判[106]が上がった。その指摘をしたのはコクランと対立する人ではない。コクランの創始時メンバーのひとりであり、当時も理事の立場にあったピーター・ゲッチェだった。

内部の重鎮から指摘を受けて、コクランは短い反論[*107]を提示した。レビューは訂正されなかった。さらに、コクランの理事会は理事の投票によりゲッチェを追放した。[109]追放の理由はゲッチェが「何度も個人的な考えをコクランのものとして表現した」ことなどとされたが、それが具体的に何を指しているのかは語られなかった。ゲッチェとともに4人の理事が去った。

ゲッチェの主張が正しいかどうかはさておこう。ゲッチェが以前にしてきたことについても考えないでおこう。重要なのは、コクランがいつのまにか、秘密投票で創始時のメンバーを追い出す組織になってしまったということだ。それとも実はゲッチェこそが嘘つきで、コクランはずっと嘘つきゲッチェを重役に据えたまま見逃していたのだろうか？

筆者がコクランに期待しているのは、誰の目にもわかる証拠の力で、医学の透明性を増すことだ。コクランがすることにごまかしはないと、いまでも世の中が信じてくれるか、筆者は自信を持って言えない。ゲッチェ本人はこう言っている。

コクランはもはや、共同、公開性、透明性、責任、民主主義、また製薬産業と距離を保つというコアバリューに従って行動していない。[110]

もちろん、こういうことを言うゲッチェはメンバーとしてふさわしくないと考えたからこそ、コクランはゲッチェを追放したのだろう。

＊なお、この反論（文献107）に対してもゲッチェはさらに反論している（文献108）。

筆者はコクランとゲッチェのどちらが正義かを判断する材料を持っていない。ただ、コクランが中心的人物の追放という重大な事件について断片的な情報しか出さなかったことをきわめて残念に思っている。

繰り返すが筆者はコクランジャパンの正会員であり、コクランの業績に深い敬意と愛着を感じている。「過去の」業績に、と訂正せずに済むことを願ってやまない。

さて、コクランだけがエビデンスの専門家ではない。

独立性とデータの徹底的な検証にかけては、米国予防医学作業部会（ＵＳＰＳＴＦ）も有名だ。ＵＳＰＳＴＦは米国政府の機関ではない。大学や学会の下部組織でもない。少人数の専門家がボランティアでやっている、ただそれだけだ。しかし、ただそれだけのＵＳＰＳＴＦの意見が世界的な影響力を持っている。

日本にもＵＳＰＳＴＦの声が届いたことで有名なのが、前立腺がんを探すＰＳＡ検査の例だ。

ＰＳＡは男性の血液に微量に含まれている物質で、前立腺がんがあると多くなる。血液検査でＰＳＡを測ると前立腺がんが見つかる。ただし、ＰＳＡ検査はあまりに敏感すぎて、がんではない前立腺肥大症や前立腺炎でも陽性になってしまう。また、直感に反するかもしれないが、前立腺がんはあまり早く発見してもいいことがない。前立腺がんの多くは進行が非常に遅く、命を取ることもない。だから泌尿器科医が「前立腺がんがありますが、手術を急ぐことはありませんから、しばら

1000人の男性がスクリーニングされるごとに	
前立腺癌による死亡を避けられる男性	0～1人
治療による性機能障害が現れる男性	29人
治療による尿失禁が現れる男性	18人

表4　**PSAによる検診（スクリーニング）の利益と害、USPSTF 2012年版**

く様子を見ましょう」と言っても不思議はない。

そこで二〇一二年、USPSTFは無症状の男性に対してPSA検査を行わないように、という推奨を出した。[11] この推奨のためにUSPSTFは当時あったデータを検証した。その結果を15ページの論文にまとめ、参照文献リストには63件の文献を挙げた。

内容を要約するとこうだ。無症状の男性がPSAを測ることで、測らなかった男性よりも前立腺がんによる死亡が少なくなるかどうかははっきりしない。それよりも、PSA検査で見つかった前立腺がんを手術することによって、尿漏れとか勃起不全を引き起こしてしまう人が多い。効果は不明で害は確実だから、やらないほうがいい。大筋でそういうことをUSPSTFは主張した。数字でまとめた表があるので、一部改変して抜粋する（表4）。

その推奨が正式発表される前、草稿の段階で公開された二〇一一年に、日本泌尿器科学会が反応した。日本泌尿器科学会のコメントは非常に短いので全文引用しよう。

２０１１年10月7日付けで、米国予防医学作業部会（US Preventive Services Task Force）より前立腺癌検診に関する勧告（Recommendation）（案）が出されました。

この勧告は疫学・公衆衛生学の専門家によって作成されたもので、それによると、米国において前立腺癌を疑わせる症状のない男性を対象としたＰＳＡ（Prostate specific antigen：前立腺特異抗原）を用いた前立腺癌検診は、年齢を問わずこれを行わないように勧めています。

一方、アメリカ泌尿器科学会（American Urological Association）やアメリカ癌学会（American Cancer Society）は、今回の勧告とは意見を異にしております。また、米国と我が国とでは医療環境を含む社会的背景が大きく異なっております。従って、この勧告を単純に我が国に適用することは、適切ではないと思われます。

本学会は前立腺癌の医療に深く関与しており、この勧告に関しては、その内容を吟味して慎重に検討を行う予定でおります。[112]

これだけでは何が言いたいのかわからない。「慎重に検討」した結果はどうだったのか。およそ4か月後に続報が出た。こちらも非常に短いので全文引用しよう。

２０１１年10月7日付けで、米国予防医学作業部会（US Preventive Services Task Force：ＵＳＰＳＴＦ）より、前立腺特異抗原（Prostate specific antigen：ＰＳＡ）を用いた前立腺癌検診に関する勧告（Recommendation）（案）が出されました。

この部会は、ＰＳＡ検診による利益（前立腺癌死亡の低下）は曖昧であり、一方ＰＳＡ検診による不利益（過剰な検査や治療による有害事象）は明確であるとし、米国においては、前立腺癌を疑わせる症状のない男性を対象としたＰＳＡを用いた前立腺癌検診は、年齢を問わずこれを行わないように勧めています（D recommendation）。

本勧告（案）に対し、日本泌尿器科学会はＰＳＡ検診に携わる本学会会員、ならびに疫学研究の専門家による会議を開催して検討しました。それを踏まえたＵＳＰＳＴＦの勧告案に対する日本泌尿器科学会の見解は以下の通りです。

なお、「前立腺癌を疑わせる症状のある男性に対するＰＳＡ検査」についてはＵＳＰＳＴＦの勧告（案）は議論の対象としていません。この場合のＰＳＡ検査は推奨することを、誤解のないよう念のために申し添えます。

ＵＳＰＳＴＦの勧告（案）を今のわが国に適用することは適切でない。その理由は、１．勧告案の分析がＰＳＡ検診の利益を過小に評価している、２．米国とわが国の前立腺癌診療の実態が大きく異なる、からである。わが国のＰＳＡ検診に関しては、住民検診・人間ドックなどによる現状の検診形態が妥当である。ＰＳＡ検診の利益を最大化し不利益を最小化するために、前立腺癌に関する情報提供、診断精度の向上、個々の患者の治療の最適化などに対して、体系的な取り組みが必要である。(113)

筆者には日本泌尿器科学会の主張がまったく理解できない。「過小に評価している」というのが何について、どの程度過小であって、どのように評価するのが適正なのか。「大きく異なる」のはどのような点か。「現状の検診形態が妥当である」と言える理由は何か。最後の一文だけはうなずけるとして、それは前の部分と何か関係があるのか。具体的なことは何も言っていない。まるでどこかの国の環境大臣のようだ。

一応言い添えておくと、右の文書に参照文献リストはついていない。63件の文献を挙げた15ページの論文に対する反論は、文字どおりこれだけだ。

ともかく、日本泌尿器科学会はＵＳＰＳＴＦを無視できなかった。ＵＳＰＳＴＦの影響力はそれ

1000人の男性がスクリーニングされるごとに	
前立腺癌による死亡を避けられる男性	1.3人
転移を有する前立腺がんを予防できる男性	3人
治療による尿失禁が現れる男性	15人
前立腺がんの治療を受け、性機能障害が現れる男性	50人

表5　**PSAによる検診（スクリーニング）の利益と害、USPSTF 2018年版**

ほどのものだ。

では、USPSTFこそがEBMの思想を守り、コクランのごたごたがあってもEBMは不滅だと保証してくれるのだろうか。

残念ながら、ことはそう簡単ではない。

PSAの話には続きがある。二〇一八年、USPSTFはPSAについての推奨を更新した。(114) 研究データは年々積み上がっていくから、データから導いた結論を更新するのは当然必要なことだ。

そしてこのとき結論は変わった。55歳から69歳の男性は、もし本人がPSA検査を希望するなら、検査の利益と害について医師と相談したうえ、個別に判断するよう勧められた。二〇一二年版では測らないよう勧めていたところから軟化したと言える。二〇一二年版と似た表が載っているので、重なる項目を抜き出してみよう（表5）。

がんによる死亡を減らせる効果が少し上方修正されている。この変化はどこから来たのだろうか。新しいデータが加わったからだろうか。

そうではない。実は二〇一二年版でも二〇一八年版でも、同じデータが使われている。

まず、二〇一二年版は主に2件の研究結果を参照した。アメリカで行われた「PLCO研究」と、ヨーロッパで行われた「ERSPC研究」だ。PLCO研究は、PSA検診をすると前立腺がんによる死亡が増えるとも減るとも言えない結果だった。つまりほとんど差がなかった。ERSPC研究の結果では、55歳から69歳の男性1000人あたり1人ほど、検診をすると前立腺がんによる死亡が減っていた。さて、どちらを信じようか。表では「1〜0人」と表現されている。

対して、二〇一八年版の時点では、PLCO研究とERSPC研究のほかに、イギリスの「CAP研究」のデータが世の中に出ていた。そして、CAP研究はPLCO研究と同じように、検診をしても前立腺がんによる死亡が減るとは言えないという結果だったのだ。では表の「1・3人」とは何か？　ERSPC研究のデータだけで計算したものだ。PLCO研究とCAP研究は無視している。

つまり、USPSTFは二〇一二年版では2件の研究の間を取って結論としたのに、二〇一八年版ではそのうち1件だけを採用し、さらに新しく加わった1件も無視した。

複数のデータが違う結論を示すとき、どれかひとつだけを選ぶことは、必ずしも悪いことではない。最も楽観的なデータを選ぶのも悪いことではない。選ぶ基準が時代によって変わるのも、悪いことではない。二〇一八年版のデータの取り扱いは、それだけを見れば、不自然なことでもない。

ひとつだけ気にかかるのは、二〇一二年版と二〇一八年版でなぜ結論が変わったのかという点だ。二〇一八年版は、「以前のUSPSTFの推奨からの変更点」という章の中で、この変化を「部分的には、前立腺がんによる死亡のリスクと転移を有する疾患のリスクの減少についてUSPSTFの確信を強くした新たなエビデンスに基づく」と説明している。しかし、「新たなエビデンス」が加わったとしても、二〇一二年版では参照したPLCO研究を推定値の根拠から外した理由の説明にはならない。「部分的には」とあるからほかの理由もあるのだろう。すべての理由を聞けば、PLCO研究を除いて推定値を計算したほうがよく、しかもその判断は二〇一二年にはできなかったと納得できるのかもしれない。しかし、書かれていないものは想像で補うしかない。二〇一八年版の説明には、透明性がない。

なお、日本泌尿器科学会は二〇一九年に、前立腺がん検診の推進を要望する1万字あまりの「声明文[115]」を公表している。

これはいくつかの学術団体の意見や参照される研究結果を挙げてそれぞれに対する日本泌尿器科学会の考えを記したもので、二〇一一年のUSPSTFの草稿から8年越しにようやく出た反論らしい反論と言える。中でもPLCO研究に対しては採用しない旨を理由とともに明記しているので、その点では二〇一八年のUSPSTFよりも透明性がある。

また、日本泌尿器科学会は自分たちの行動原理についても透明性を確保してくれたようで、「まとめ」としてこう言っている。

> 政権与党であります自由民主党の総合政策（2012年）においても、「がん対策の充実」として、「女性特有のがん対策として、子宮頸がん、乳がんの早期検診を促進するとともに、成年男子の前立腺がんの早期検診も促進します」との指針が明示されており、我が国における医療政策として、前立腺がん検診を広く、正しく推進していくべきと考えております。[116]

政権与党に対して科学的な知見を提供するのではなく、政権与党の指針に学会として追従するという意志が明確にされている。ＵＳＰＳＴＦにもこういう透明性を見習ってほしいものだ。

ただし、「声明文」は前年にＵＳＰＳＴＦの推奨が更新されたことに言及していない。ＣＡＰ研究は名前も出てこない。だから、日本泌尿器科学会がＵＳＰＳＴＦの推奨更新とＣＡＰ研究という事実を知っていたかどうか、この「声明文」からはわからない。

肝心のＵＳＰＳＴＦがなぜ二〇一八年版で態度を変えたかはわからない。ただ一言、なんでもいい、「二〇一八年版の著者一同が、二〇一二年版はＰＳＡ検診に懐疑的すぎると感じたから」とでも書いていてくれれば、どこにも疑問はなかった。責任の所在は明確になるはずだった。しかし現実には、過去と現在が断絶された格好になっている。

繰り返すが、ＵＳＰＳＴＦは日本泌尿器科学会も無視できない「疫学・公衆衛生学の専門家」であり、高い独立性とデータの徹底した検証によって世界から信頼されている。そのＵＳＰＳＴＦでも、肝心なところを説明しないことはある。

コクランとＵＳＰＳＴＦがすべてではない。しかし、エビデンスに基づく医療とはどのようなものか、誰が見本を示せるのだろう。いや、そもそも臨床試験のデータが本当に文字どおりの「証拠」だと、誰が信じているのだろう。筆者が大学病院に勤めていたころ、製薬企業が主催し東大教授の座長と京大特定助教の演者を招いた「臨床研究の結果をどこまで信じるか」というセミナーの案内を受け取った（図16）。

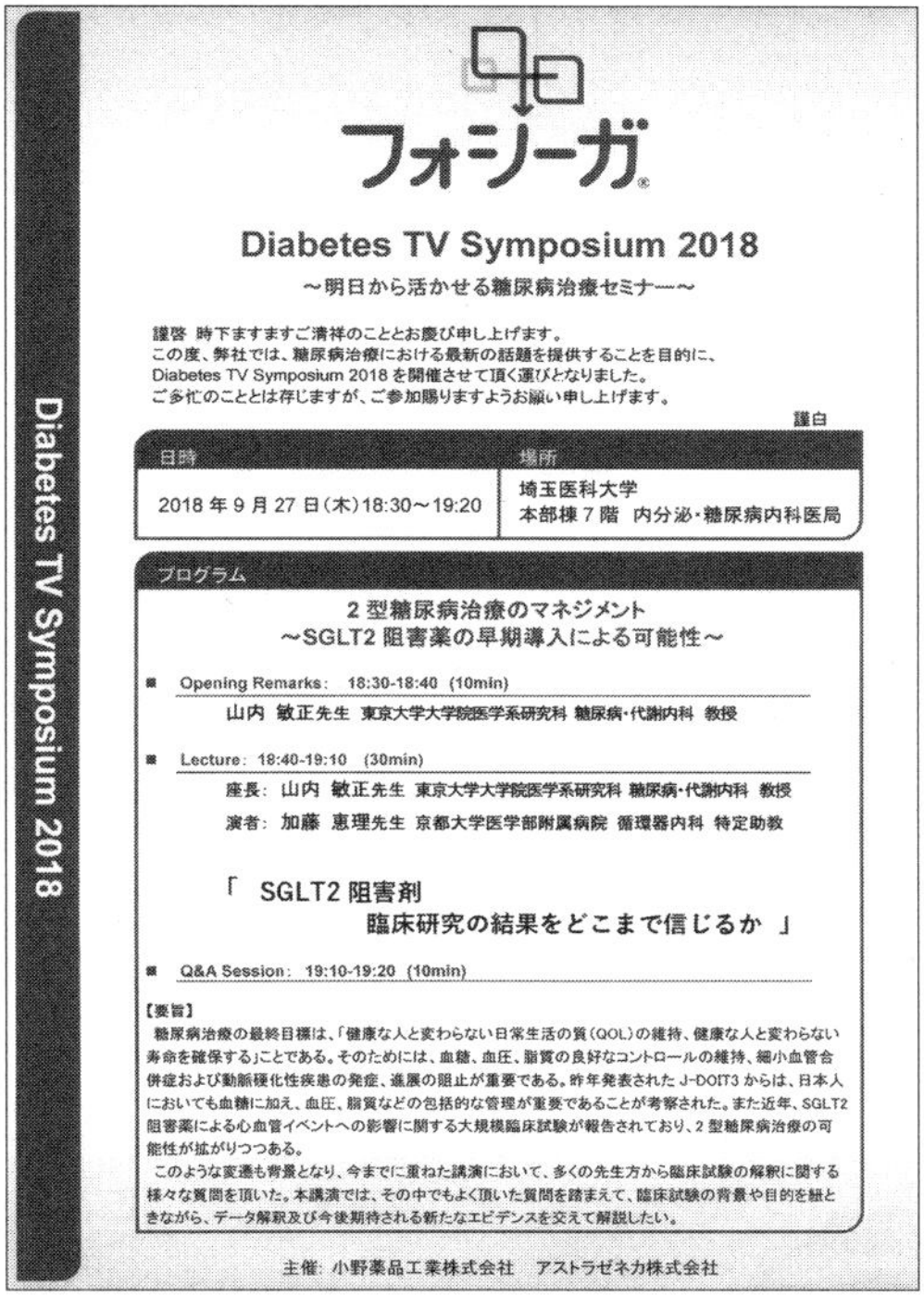

図16 **「臨床研究の結果をどこまで信じるか」というセミナーの宣伝チラシ**

臨床研究の結果など誰もが疑っているからこそ、「どこまで信じるか」という題名が通用するのではないだろうか。

エビデンスに「基づいて」医療を考えることが、本当に可能なのだろうか。たしかに、個人や個々の病院がデータをうまく使っている例は多いし、無数にある大学や学会の中には相当に高いレベルのところもあるだろう。しかし、依然として医療行為の大部分はエビデンスなど必要ないと考えられているか、エビデンスと称するものがあっても疑問の余地がある。その疑問とはしばしば、統計の方法上の困難や臨床の複雑さとはまったく関係ない、「エビデンスと称するものを持ってきた人がいい加減な仕事をしているかもしれない」という疑問だ。

はたして「エビデンスに基づく」という言葉にかかっている期待は、その程度のものだったろうか。確実さ、中立性、客観的であること、徹底して合理的であること。そういうものが求められていたのではなかったか。

実は、「エビデンスに基づく医療」はもともと、そういう意味ではなかった。一九九一年にゴードン・ガイアットが書いた短いエッセイ[17]が「エビデンスに基づく医療」という言葉の始まりだと言われる。ここでガイアットは、医師が先輩の意見を聞くこと、身近な専門家に相談すること、教科書で調べることを「過去のやりかた」として、それに代わる「未来のやりかた」を提案している。劇的な違いはマイクロコンピュータを使って論文データベースを検索することだ（ワールド・ワイド・ウェブに世界初のウェブページが誕生したのは一九九〇年のことだ）。つまり、かつてない速さで大量の論文にアクセスして情報を処理するという発想に、ガイアットの新しさがあった。野望はもっと大きいところにあったかもしれないが、ガイアットはあくまでエビデンスの身分をわきまえていた。

臨床医にとって、エビデンスに基づく医療は文献収集と批判的吟味と情報統合の技術を必要とする。エビデンスに基づく医療はまた、エビデンスを目の前の患者に当てはめることができるかという判断と、直接のエビデンスが手に入らないときに意志決定を行うための体系的なアプローチを必要とする。[118]

なんでもかんでもエビデンスを錦の御旗とすれば片付くものではないという認識が明確に語られている。エビデンスへの過大な期待がふくれあがったのは、(名前のせいもあったかもしれないが)あとの時代の解釈による。

論文をたくさん参照して統計を使いこなし、印象的な数字でプレゼンしたからといって、間違いがないとは限らない。エビデンスを「科学的根拠」と訳するのは間違いで、歴史的には法廷に提出される「証拠」のことをエビデンスと言ってきた。

弁護士と証拠のたとえを思い出してほしい。医師は弁護士のように考える。弁護士はまず物語を考え、次に証拠が物語に沿うかどうかを考える。不利な証拠は自分から持ち出さないだろうし、指摘されてもケチをつけるかもしれない。より正確に言えば、医師は陪審員のように考える。弁護士の話を信じるかどうか、陪審員は自分の市民感覚と良心に照らして選ぶことができる。患者本人もまた、陪審員のように考えることができる。弁護士が持ってきた証拠が確実かどうかをいつまでも争うことが判決をよりよくするとは限らない。大切なのは、陪審員の良心だ。

10

WHO
（世界保健機関）

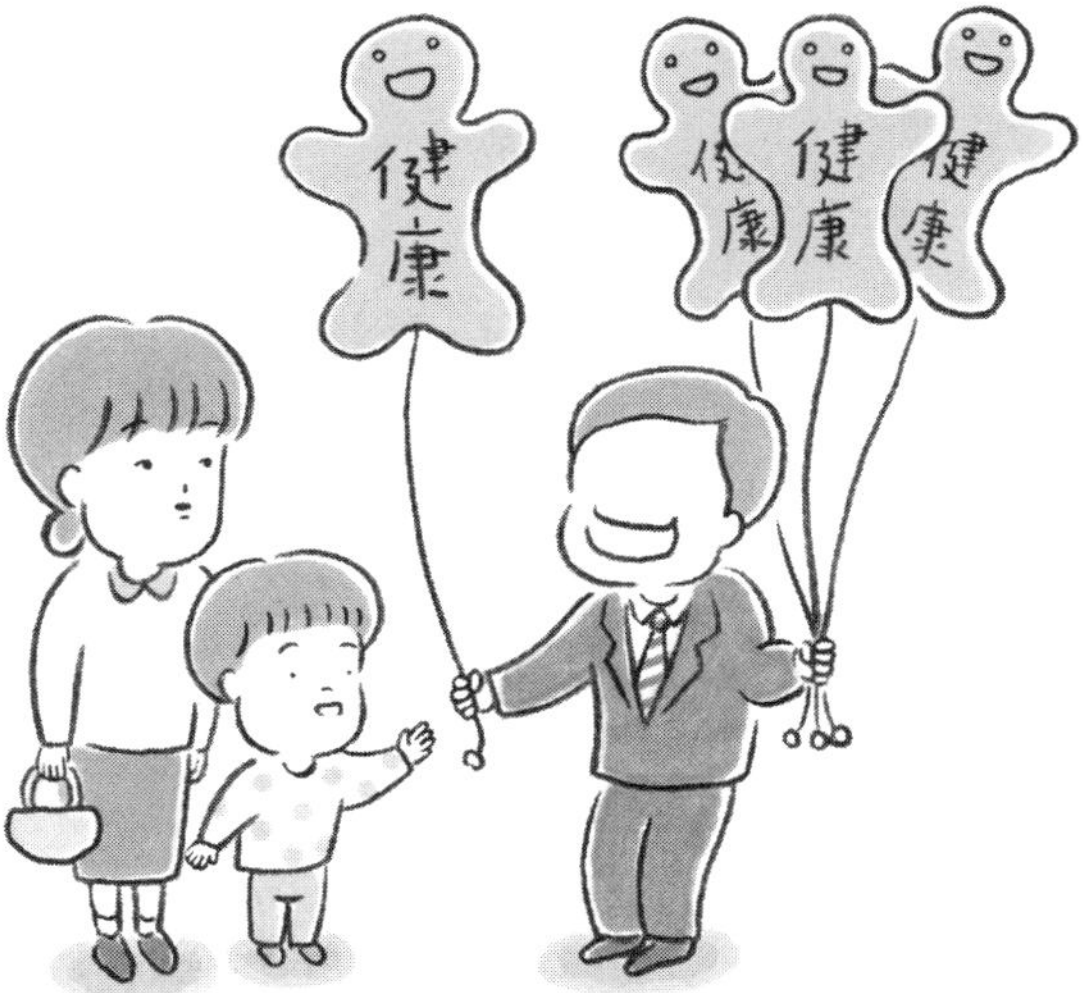

エビデンスは万能ではない。統計データをどう位置づけるかが結論を大きく変える。ここで話は振り出しに戻ってしまった。わからないことが多いからエビデンスというもので確かめたいと思ったのに、結局は「良心が大切」というのでは、何も知らなかったときと同じではないか。筆者も「自分は何を勉強してきたのだろう」と思いつづけてきた。

・

そこで、良心について考えてみることにした。

医学はなんのためにあるのだろう。私たちの生活を縛るためではない。薬の売上を伸ばすためでもない。病気になった人を虐待するためでもない。確実さとか科学的という幻想を作るためでもない。とはいえまずは「人を健康にすること」が目標になっているはずだ。

では健康とは何か。世界保健機関（WHO）による有名な定義がある。

健康とは、病気でないとか、弱っていないということではなく、肉体的にも、精神的にも、そして社会的にも、すべてが満たされた状態にあることを言います。(119)

さて、あなたは健康だろうか。WHOの定義に従えば、健康な人などいない。少なくとも筆者は見たことがない。この定義どおりの健康を目指すなら、あらゆる人が賽《さい》の河原の石積みのように健康を目指して無限の努力を続けなければならない。

好意的に読めば、「誰でも健康について何かの困りごとは持っているものだから、WHOは人の困りごとを減らす方向にどこまでも努力を続ける」という意思表明とも取れる。WHOは加盟する194の国と地域に影響力を持っているし、7千人を超える職員を抱える巨大組織でもある。二〇一八年の支出は25億ドル近い。[120] 私たちの健康のために誰が何をしているかと考えるなら、WHOは決して無視できない。

では、WHOの絶え間ない努力とはどのようなものだったか。

天然痘を撲滅したことは誰も疑えない偉業だ。WHOは一九五八年に世界天然痘根絶決議を可決し、ワクチン事業によって一九八〇年までに天然痘を撲滅した。

続いてポリオ（小児麻痺）の撲滅が目標になった。一九八八年に世界ポリオ撲滅計画が開始して以来、30年以上が過ぎても撲滅は達成されていないが、流行は激減した。野生のポリオウイルスによる患者数は一九八八年に推定35万人ほどいたが、二〇一八年には33人が見つかっただけだった。[121] これもワクチン事業の成果だ。

ポリオより先にオンコセルカ症（河川盲目症）の対策事業も始まっている。オンコセルカ症というのはアフリカ大陸などで流行している寄生虫による病気で、失明の原因になる。一九七四年に、

ＷＨＯなどの国際機関が共同でオンコセルカ症制御プログラムを始めた。オンコセルカ症にはイベルメクチンという薬がよく効く。イベルメクチン開発のもとになったのは北里大学特別栄誉教授の大村智の研究で、大村はこの業績に対して二〇一五年にノーベル賞を受賞している。しかしオンコセルカ症は現在も猛威を奮っている。二〇一七年には推定で2千万人あまりの感染者がいた。[122]オンコセルカ症制御プログラム開始から40年以上経っているが、ＷＨＯがオンコセルカ症の排除状態と認めた国はいままで4か国しかない。コロンビア、エクアドル、メキシコ、グアテマラだ。いずれも流行の中心地域であるアフリカ大陸の国ではない。

感染症以外にも、ＷＨＯの事業は多岐にわたっている。巨大組織だから、すべてを統制するのは不可能だ。たまには変なこともする。

たとえば、二〇〇二年にＷＨＯは鍼《はり》の効果を評価する報告書を公表した。[123]その文書は、「鍼で治療可能な病気や異常」として91項目を挙げている。そのうち「放射線療法または化学療法に対する有害反応」「アレルギー性鼻炎（花粉症を含む）」「うつ」など28項目は「鍼が有効な治療だと証明されている」とされ、「肥満」「アヘン、コカイン、ヘロイン依存」「聾《ろう》」「昏睡」などは効果がより不確かと評価されている。鍼を打てば聞こえなかった耳が聞こえるかもしれないというわけだ。

自分自身を統制できないＷＨＯだが、他人を統制するのは大好きのようだ。二〇〇三年には38か条から成る『たばこの規制に関するＷＨＯ枠組条約[124]』を制定した。その第13条には「加盟者は、広告、販売促進、資金提供の包括的な禁止がタバコ製品の消費量を減らすであろうことを認識する」とあり、これを実践するためのガイドラインが二〇〇八年に採択された。[125] ガイドラインには「タバコ製品や喫煙やタバコのイメージを描写するエンターテインメント・メディア作品には必ず最初に、指定された反タバコ広告を表示するよう求めること」などと書いてある。映画とかゲームに喫煙シーンが出てくるなら最初に「この作品には喫煙の描写が含まれています。タバコはあなたの健康を害します」とかなんとかテロップを出さなければいけないという意味のようだ。また若い人にはメディアの影響が強いだろうという考えから、「年少者のアクセスを制限する成人指定を求めること」が実践例として示されている。WHOはこのガイドラインを補強するためのデータを集めて二〇〇九年に「煙のない映画」と題する報告書を公表したうえ、二〇一一年に第2版、二〇一五年に第3版と更新を重ねている。

たしかに喫煙は健康に大きな害がある。若い人に喫煙を勧めないのも良識だろう。だが、『風立ちぬ』もR18指定するべきだろうか。

そこまで強硬に出るからには、実績があるのだろうか。ある研究は、「全世界がタバコの消費量を減らすように進んできたことが、たばこの規制に関するWHO枠組条約によって加速したと示す証拠は見つからなかった」と言っている[126](図17)。

縦軸は全世界の1人あたり紙巻タバコ消費量。たばこの規制に関するWHO枠組条約が採択され

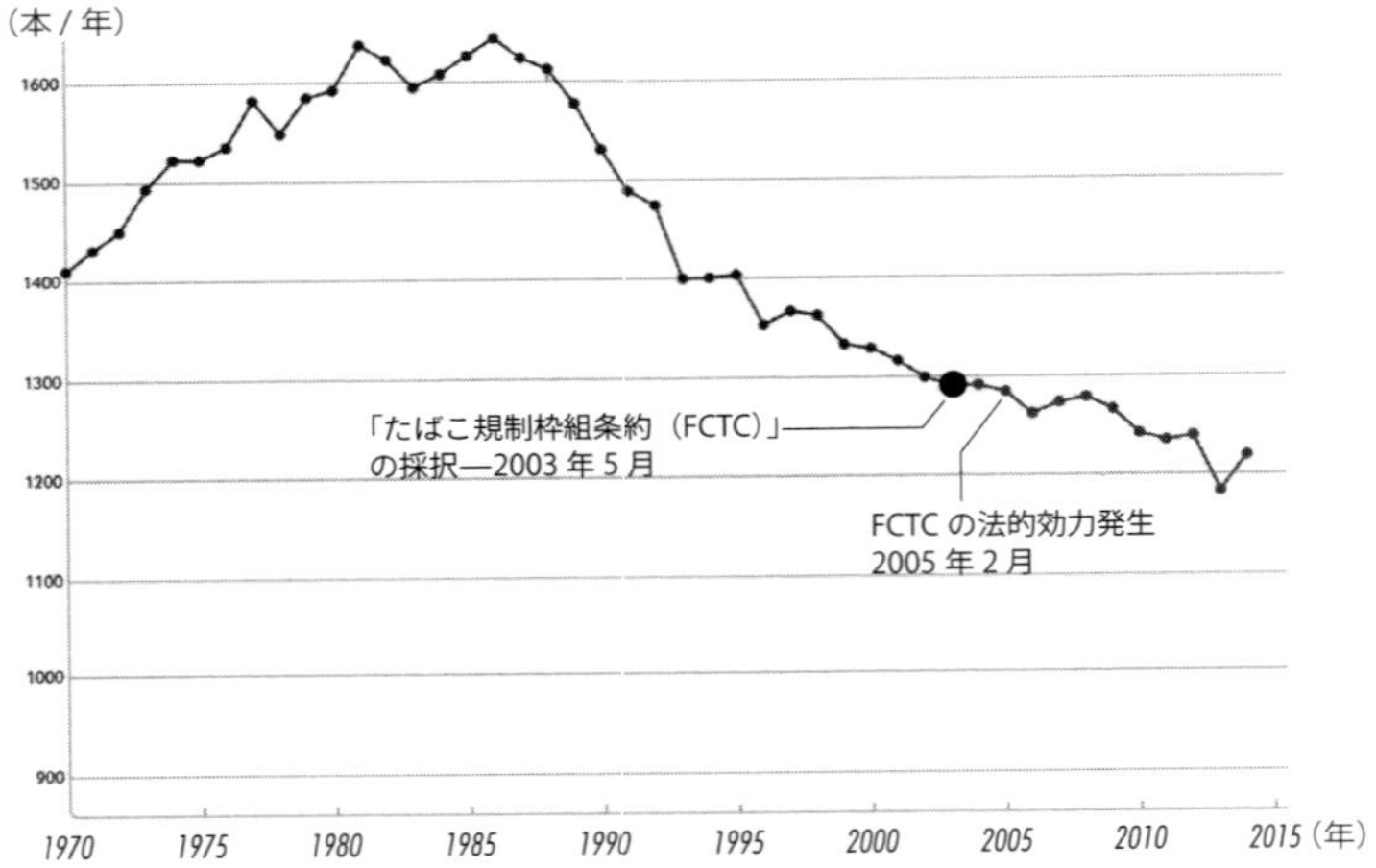

図 17　**世界の 1 人あたり年間紙巻タバコ消費量の推移**
たばこ規制枠組条約の前後で大きな傾向に変化は見えない。

たのが二〇〇三年で、図の大きい点にあたる。紙巻タバコ消費量は一九八六年をピークに減り続けているが、減るペースは二〇〇三年の前後であまり変わらないように見える。これでも役に立っていたのだろうか。

日本で受動喫煙防止法が成立しようとしていた二〇一七年四月、WHO生活習慣病予防部長のダグラス・ベッチャーがわざわざ来日し、「日本は先進国だが、タバコ規制では他の国に大きく遅れをとっている」と言い放った。ベッチャーは日本の平均寿命を知らないらしい。日本より健康寿命が短い他国の政策を引き合いにして後進国呼ばわりされる道理はない。ベッチャーの言う「遅れ」はまったく彼の想像上のものでしかない。そういう証拠なしの憶測が許されるなら、実は日本のタバコ規制こそが最適かもしれない。タバコ規制を強化することに政治的・経済的コストを割くことによってほかの政策が後回しになれば、国民の福利に悪影響を与えるかもしれないのだから。

なお、これほどタバコが嫌いなWHOのトップは二〇一七年七月以降、エチオピア出身のテドロス・アダノム・ゲブレイエススだが、テドロスがエチオピアの外務大臣だった二〇一六年、エチオピア政府は国有タバコ専売公社の株式の40％をJTインターナショナルに売却し、5億1千万米ドルを受け取っている。(127)

さて、WHOはタバコだけ統制したがっているわけではない。

たとえば授乳。二〇一八年には「授乳の実践を改善するための女性のカウンセリング」(128)というガイドラインを公表している。このガイドラインには「授乳カウンセリングは最低でも6回、必要があればさらに提供されるべきである」また「授乳カウンセリングは対面のカウンセリングによって提供されるべきである。授乳カウンセリングは、それに加えて、電話またはその他の遠隔の方法によって提供されてもよい」という推奨が載っている。

カウンセリングに6回も通うのはたいへんだから電話で済ませたいと思うのはお見通しと言わんばかりに、「それに加えて」という言いかたで、6回のカウンセリングが対面でなければならないことは当たり前の前提とされ、電話相談で済ませることはやんわりと禁止されたわけだ。子育ての忙しい時期に最低6回、授乳の方法を聞きにわざわざ出かけたいと思うだろうか。育児休暇が半年も取れる人なら喜んで行くかもしれないが。

ガイドラインにはこの推奨を正当化する根拠をいろいろと書いてある。「ガイドライン作成委員会は授乳カウンセリングの利益が潜在的な害よりもはるかに大きいことについて同意した」とか「良質なカウンセリングがすべての妊婦と母を隙間なくカバーしアクセス可能になれば平等さが増す」とか。もともと高所得で寿退職しても特に困らない母と、育休を惜しんで働かなければやっていけない母を比べたとき、6回の通院を負担に感じるのはどちらだろうか。

ほかにもある。二〇一九年四月にWHOは「5歳未満の子供の運動・座ったままの行動・睡眠についてのガイドライン[129]」を公表した。座ったままの行動というのはテレビやコンピュータの画面を見ていることなどを指す。このガイドラインは、1歳までの子供には画面を見せないこと、4歳までの子供には画面を見ている時間（スクリーンタイム）を1時間以内でできるだけ少なくするようにすることを勧めている。その根拠として研究データを調査した結果[130]が添えられているのだが、肥満度との関係についても、運動発達との関係についても、心理社会的影響についてもほとんどのエビデンスの質は「非常に低い」とされている。「非常に低い」というのは、「効果推定値に対し、ほとんど確信がもてない。真の効果は、効果推定値とは大きく異なるものと考えられる。[131]」という意味だ。つまり、子供が長時間テレビやコンピュータを見ていると「太る」というデータが一見出ていても、実はそれほどでもないのかもしれないし、本当のところはよくわからないということだ。わずかに「中等度」の質のエビデンスとされたのは、「子供のスクリーンタイムを減らすよう指導したところ、スクリーンタイムは減り攻撃的な行動も減ったが肥満度は変わらなかった」というものと、[132]「画面が次々に変わる映像を見せた子供は、あまり変わらない映像を見せた子供よりも目移りしやすくなった」というものだけだった。[133]もちろんこの結果からスクリーンタイムを減らせばやせるとは言えないし、目移りの実験に至ってはガイドラインの話題とどう関係があるのかもわからない。

このガイドラインは大勢の生活者の目に触れて物議を醸した。たとえば女性向けニュースサイト「ＧＬＡＭＯＵＲ」には「赤ちゃんは画面を見てはいけないという研究報告が出た、でも研究者は私が夕食を作っているあいだ子供の面倒を見てくれるのだろうか？」[134]という副題の至極もっともなエッセイが載っている。

テレビやコンピュータが嫌いということなら、「ゲーム障害」を覚えているだろうか。ゲーム障害という病気を作ったのはＷＨＯだ。二〇一九年五月に、国際疾病分類第11版（ＩＣＤ－11）をＷＨＯが採択したことによって、[135]ゲーム障害は全世界に通用する病名だと決められた。

最後にもうひとつだけ、ＷＨＯの大きなお世話を指摘しておきたい。食べものについて。

食べものについて、ＷＨＯは無数のガイドラインを作っている。ＷＨＯのウェブサイトを見ると、「栄養についてのＷＨＯガイドライン」というページには40あまりのガイドラインが載っている。ひとつのガイドラインに40項目ではなく、いくつもの項目を含むガイドラインが40編ある。

そのひとつが、二〇一五年に出た「成人と小児の糖類の摂取」[136]というものだ。59ページもある文書だが、要約すると、甘いものは太るし虫歯のもとだから控えるように、という意味のことを書いてある。それだけのために大学教授など15人の研究グループが組まれている。

さて、甘いものを食べると太るそうだが、太ったら何か困るのだろうか。困るとして、糖類を減らせば解決するのだろうか。15人の研究者はどう答えただろう?

答えていない。WHOが集めた大学教授たちは、「糖類を減らしてやせると何かいいことがあるか」という問いに答えることなく、やせるからという理由で糖類を減らすよう人に指図している。

彼らの言い分を引用しよう。

幅広い議論のうえ、遊離糖類に関して注目するべき重要な結果は、体重増加が増えることと虫歯だと決めた。2型糖尿病および心血管疾患の発症リスクには、ほかのリスク因子に混ざって、しばしば過体重と肥満の効果が介在している。したがって、過体重と肥満を減らすための施策は2型糖尿病と心血管疾患のリスクも、さらにはそれらの病気に関連する合併症のリスクもまた減らす可能性がある。[137]

難しい言葉が並ぶが、内容は一見当たり前のことに見えるかもしれない。しかし注意深く読むと、「糖類を減らすと健康になるか」という問いには答えていないことがわかる。「可能性がある」というのは、言い切ることはできないということだ。つまり、「過体重と肥満を減らすための施策」で健康になるとは言い切れないのだ。しかも「過体重と肥満を減らす」のほうははっきり言っているのに、本当に減らしたい病気のほうは「リスク」を減らすという言いかたになっている。

つまり、「糖類を減らすとやせる、やせると健康になる、だから糖類を減らすと健康になる」という三段論法は仮説にすぎないことをWHOがみずから認めている。何十年も前から無数の研究がなされ、これだけ当たり前のように多くの人が言い合っていても、いまだに証拠はないのだ。

ガイドラインには害についての考察も載せるのが通例なので、糖類のガイドラインには「遊離糖類を総エネルギー摂取量の5%未満に減らしても関連して害があるという証拠は見つかっていない」と書いてある。15人の研究者たちは、「甘いものはおいしい」ということを忘れてしまったらしい。EBMの話を思い出してほしい。あまりに当たり前のことには証拠など必要ないのだった。甘いものが禁止だと楽しみが減ることを証明する必要などない。必要なのは、「その害は『やせるので理論上健康に結びつくかもしれない』という利益に比べれば無視できるほどなのか」という証拠だ。そんな証拠など出せるわけがない。明らかに害のほうが大きいからだ。

このガイドラインの問題をもうひとつ言っておく。WHOの定義では、5歳から19歳の過体重

（overweight）とは「ＷＨＯ学童期青少年成長基準における年齢ごとのＢＭＩの平均＋標準偏差を超えること」を指すことになっている。これはＢＭＩ（体重÷身長÷身長）を偏差値で表したときに偏差値60を超えたら「重すぎ」とみなすということだ。偏差値の定義上、上位15％ほどの人は必ず偏差値60を超える。つまり、世界の青少年がどんなにスリムでどんなに健康になったとしても、ＷＨＯの定義があるかぎり、身長に対して重いほうから15％は「重すぎ」と呼ばれ、不健康とみなされ、予防するべきだったと言われることになる。

ほかにも例は掃いて捨てるほどあるのだが、これくらいにしておこう。健康の定義を持っているＷＨＯは、良心を教えてはくれなかった。

それどころか、ＷＨＯは文字どおり箸の上げ下ろしにいちいち口出しする機関になってしまった。これには歴史的な事情がある。ＷＨＯをめぐる政治と思想の歴史は、現代の世界が積み残した大きな課題を教えてくれる。この本が結論に到達するためには、ＷＨＯを生み出した20世紀という課題を乗り越えなければならない。

11

ナチス、大日本帝国、そのほか

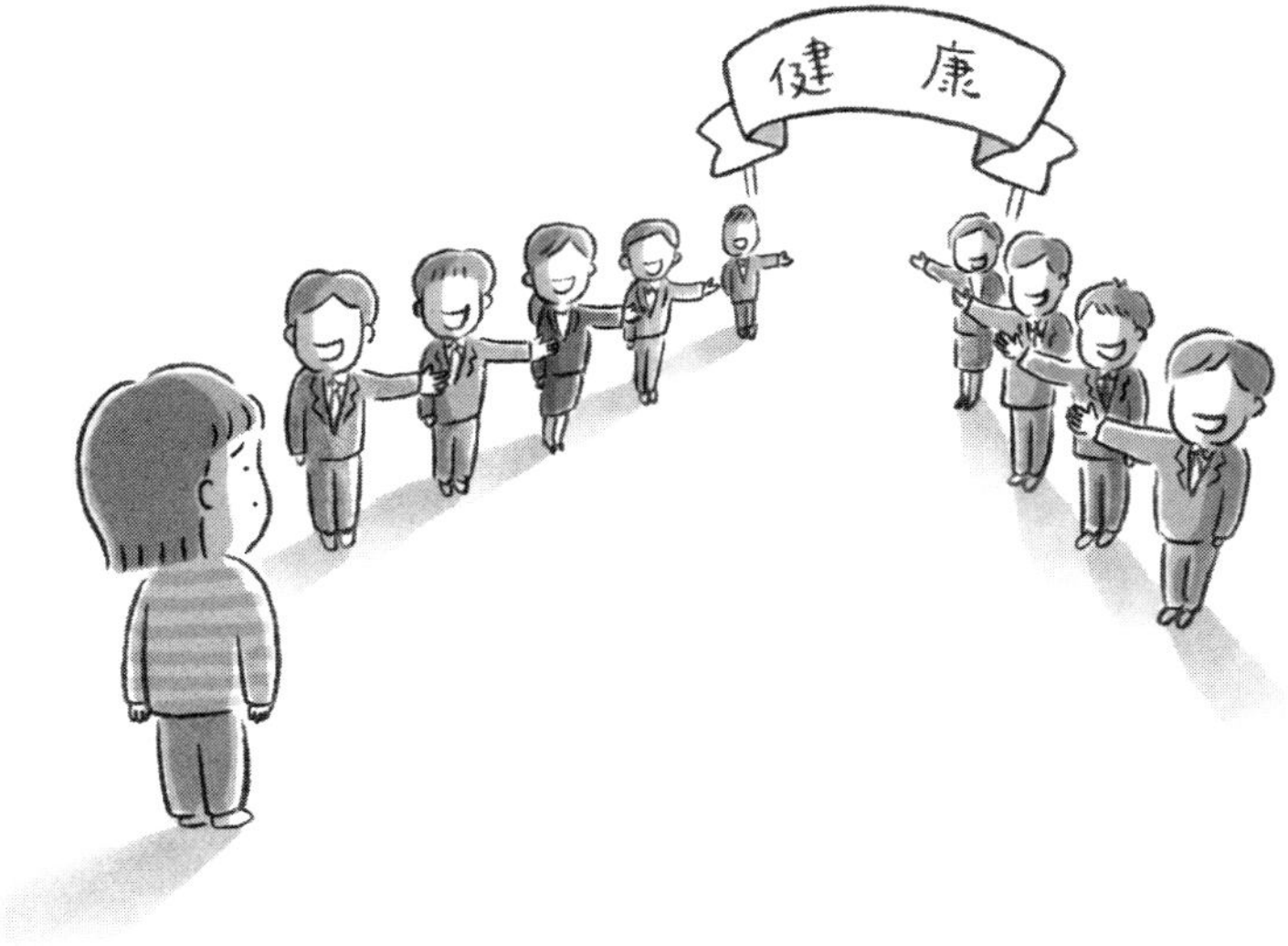

健康とは誰のためにあるのだろうか。決まっている。自分のためだ。だが同時に、誰も自分の都合だけで生きていくことなどできない。健康でいなければ働けなくなって家族が困る、同僚が困る、お客さんが困る。医療保険にはみんなのお金が使われるから無駄遣いはできない。そんな心配がついて回る。つまり、健康には自分の幸福という面と同時に、他人の役に立つという面がある。

この本はここまでずっと、自分のための健康の話をしてきた。だからこそ、何かをがまんするような健康法は拒否してきたし、ひとりで実感できない統計的な利益は認めなかった。

自分のためを思うことはあくまでひとつの価値観にすぎない。他人のために健康になることを優先するなら、食べたいものを食べるとかゲームを好きなだけするといった自由をがまんしてでも、統計的に長く働ける確率が上がるように努力するべきだ。

それは立派な考えかもしれない。自分の楽しみを犠牲にして他人に尽くそうということだから。しかし、誰かが他人に向かって「自分を犠牲にしなさい」と命令するのは、おかしなことだ。「私のために犠牲になってください」というのが正しい頼みかただ。まして、力を持った人が多くの人に健康を強制するのは、要するに、「お国のために働け」という意味だ。

抽象的な議論に思えるだろうか。だが歴史上、国家による健康の強制は珍しくなく、そのたびに犠牲となった人がいる。多くの例の中でも、私たちにとって身近で、特に悲惨な結果をもたらした、みっつの国の話をしよう。健康を追求するあまり健康でない人の人権を無視した国と、その国の同盟国と、悪い国を倒して世界に平和をもたらした（ことになっている）国。つまり、第二次世界大戦前後のドイツと日本とアメリカの話を。

ナチス時代のドイツと言えば、よく知らない人でも「悪いことをした国だ」と思うだろう。だが、ナチス・ドイツは健康をとても大切にした国でもある。その背景には、当時のドイツの医学が世界をリードしていたという面がある。

医学部とか医者と言えば「ドイツ語を使いそう」というイメージはないだろうか。テレビドラマにもカルテとかクランケというドイツ語が出てくるし、実際に病院の中ではマルク（骨髄穿刺）とかオーベン（上司）とかアナムネ（病歴）というドイツ語由来の言葉が飛び交っている。森鷗外が留学したのもドイツ、北里柴三郎が破傷風の治療法を発見したのもドイツ、秦佐八郎が世界初の抗生物質を作ったのもドイツだ。*

タバコで肺がんが増えることをはじめて統計で証明したのもナチス時代のドイツの研究者だ。フ

＊「世界初の抗生物質」という表現については『サルバルサン戦記　秦佐八郎　世界初の抗生物質を作った男』（岩田健太郎著、光文社、二〇一五年）に倣った。

ランツ・ヘルマン・ミューラーが一九三九年の論文で、現代で言う症例対照研究の手法を使って、肺がんのない人のうちでは16・3%が非喫煙者だったのに対して、肺がんで死亡した人のうちで非喫煙者が3・5%しかいなかったことを記している。[138] この業績はなぜか忘れられている。たとえば二〇〇八年に書かれたある本は、イギリスのリチャード・ドールとブラッドフォード・ヒルの一九五〇年代の研究が「喫煙の危険性を劇的に暴露した」と言っている。[139] ドールとヒルは現代で言うコホート研究の手法を使った。[140] 一般的には、ミューラーが使った症例対照研究には「思い出しバイアス」という問題があるので、ドールとヒルが使ったコホート研究のほうが好まれる。ただしコホート研究のほうが労力がかかるので実現は難しくなる。つまり、ドールとヒルは、ミューラーの業績を適切に引き継いで、より本格的な手法に置き換えても同じ結果が再現されることを確かめた。「劇的に暴露した」というのは言い過ぎだ。ナチス時代の業績があったからこそ、喫煙の害をいっそう明らかにすることができたのだ。

しかもナチスは手を打つのが早かった。空軍の基地内は禁煙になったし、列車の禁煙車両は違反者から罰金を取ったし、タバコの広告は規制されたし、タバコの耕地面積を増やすことはヒトラーによって禁止された。[141]

ドイツ社会はアルコールにも容赦しなかった。ある本は、一九三三年の史料にある記述を紹介している。

ディル地区のシュトラースエーベルスバッハでは最近、アルコール中毒患者と悪評のある靴屋が家から街頭にひっぱり出された。彼はこう書かれたプラカードを持たされていた。「私が飲みつぶしてしまったので、家族は困っています」。ホルン奏者を先頭にした行列は、このアル中の靴屋をあちこちひっぱり回しては飲食店の前に来るとそのつど止まり、店主の前で彼にこう叫ばせた。アル中の私に酒を出さないで下さい……

レーゲンスブルク市当局は他への見せしめのため、リストに載せられた八八名のアルコール中毒患者のうちとりあえず五名をダッハウの強制収容所へ送った(142)

ナチスが国民の健康を考えてしたことは、現代の私たちの周りでなされていることとよく似ている。時代を考えればむしろ「ナチスは進んでいた」と言いたくなる。

では、ナチスはなぜそんなに医学を重視したのだろうか。

ナチスの第6回党大会を記録した映画『意志の勝利』には、当時の農業政策全国指導者・食糧大臣のリヒャルト・ヴァルター・ダレの演説が収められている。

農業従事者の健康維持は何より重要である

農業をより盛んにし――

生産と輸出を伸ばさねばならない[143]

この短い言葉で、ダレにとって「農業従事者の健康」とは何だったかがはっきりとわかる。ダレは農業従事者を国力増強の手段と考えていて、健康とはその効率のことだった。

もちろんヒトラーその人も、著書『わが闘争』でこう言っている。

ただ健全であるものだけが、子供を生むべきで、自分が病身であり欠陥があるにもかかわらず子供をつくることはただ恥辱であり、むしろ子供を生むことを断念することが、最高の名誉である、ということに留意しなければならない。しかし反対に、国民の健全な子供を生まないことは、非難されねばならない。その場合国家は、幾千年もの未来の保護者として考えられねばならず、この未来に対しては、個人の希望や我欲などはなんでもないものと考え、犠牲にしなければならない。国家はかかる認識を実行するために、最新の医学的手段を用いるべきである。[144]

ヒトラーの言う健康とは、強い子供を産めることだった。そして生まれた子は、男の子なら軍隊の教育を受けるし、女の子なら母になる教育を受けるというわけだ。

そして実際に一九三三年の遺伝性疾患子孫防止法により、当時遺伝すると考えられていた病気を持つ人は不妊手術を強制された。強い遺伝子を残すためだ。

国民を健康にすれば国が強くなる。その発想は別に珍しくない。当時は、一九一八年から一九一九年にかけてインフルエンザの世界的な流行で数千万人が死亡し、日本では脚気で毎年1万人以上が死亡していた、そんな時代だった。

日本でも一九三八年に厚生省が新設された。初代厚生大臣となった木戸幸一は、同年の講演会でこう言っている。

国民各自が自己の身体は自分だけのものでなく国家のものである。〔…〕国家の為に之を鍛錬し、之を強化し、以て健康報国の信念を保持することが肝要であります[145]

さらに同年、厚生省の外郭団体である日本厚生協会が結成され、スポーツなどの「厚生運動」を推進する役割についた。日本厚生協会の機関紙『厚生の日本』では「毎日々々工場で機械ばかりいぢつて居るので、偶《たま》の休には、家でゆつくり休みたいのに、工場の偉い人に連れられて、高尾山に行つて、草臥《くたび》れて、帰つて来てがつかりする」[146]という不満が取り上げられている。

大政翼賛会文化部と宣伝部は一九四二年に「健民彫塑《ちょうそ》展」という展覧会を開催した。この展覧会は健康を思わせる彫刻を展示したもので、高村光太郎がこんな詩を寄せている。

〔…〕
五穀すこやかにして民を養ひ、
民すこやかにして国力たくまし。
皇恩に報ゆるの道まづ健康にあり。
戦は勝たざるべからず、
病魔は殲滅せざるべからず。
民草いよいよたけく繁りて
われらの国に充ちみつる時、
おのづから大東亜の基礎厳たり。(147)
〔…〕

健康と戦争をこれほど強く結びつけた詩を、彫刻家としても詩人としても名のある高村光太郎が作る時代だった。

さて、戦争が終わった。ドイツと日本がやってきた悪事の数々が世界の目にさらされた。ドイツではユダヤ人やロシア人、シンティ・ロマ人（ジプシー）が虐殺され、精神疾患や知的障害を持つ人が安楽死させられていた。ナチスも日本の731部隊も、残酷な人体実験により無数の人を犠牲にしていた。

ドイツと日本は悪い国だったことになった。勝ったアメリカはどうだったろうか。

ニューヨークのセントラルパークには、19世紀に女性奴隷に麻酔なしで実験的な手術をするなどして「現代産婦人科の父」とも言われる名声を得たジェイムズ・マリオン・シムズの像が立っていた。シムズ像が撤去されたのは二〇一八年だ。[148]

アメリカ公衆衛生局による悪名高い「タスキーギ実験」は一九三二年に始まっていたが、戦後も一九七二年まで続けられた。研究者たちは黒人の梅毒患者を集めてきた。[149] 梅毒に対しては当時すでに秦佐八郎のサルバルサンも使えたのだが、いや、治せたからこそ、研究者たちは梅毒患者たちを治療しなければどうなるかを実験した。一九九七年にビル・クリントン大統領はタスキーギ実験の被害者に対して謝罪した。[150]

タスキーギ実験だけでなく、一九四六年から一九四八年にはグアテマラで、アメリカ政府が関与して、性感染症を意図的に感染させるという実験が行われた。[151] 二〇一〇年にヒラリー・クリントン国務長官とセベリウス保健福祉長官が連名で謝罪した。[152]

このふたつがまれな例外ではない。ハーバード大学の医師による一九六六年の論文[153]は、22件の研究を挙げて、「倫理に反する、または倫理的に疑問のある研究の例」としている。実際には50件を検討したがスペースの都合で22に減らしたのだという。有効とわかっていた抗菌薬をわざと使わないでおいた、副作用があるとわかっていた薬をわざと使って危険な用量を調べた、そんな研究の多くは、実験台にされた人の同意なく行われた。「もともと集めた50件の例のうち2件しか、対象者による同意に言及したものはなかった」。

患者本人の同意なく人体実験を行うことが悪だという価値観は、一見当たり前のようだが、この時代には当たり前に守られてはいなかった。むしろそれはナチスを裁く文脈の中で後出しされていった。一九六四年に採択されたヘルシンキ宣言は、人体実験についての規範として現代までよく知られている。ヘルシンキ宣言にはこんなことが書いてある。

医師は患者が完全な説明を受けたのち、患者の自由意志に基づく同意を得るべきである。[154]

現代で言うインフォームド・コンセントの考えかたが明文化されたわけだが、実際には、そんな理想は実現していなかったのだ。

人体実験だけではない。優生思想もアメリカでは健在だった。バージニア州では戦前の断種法に基づいて「精神異常、白痴、低能、精神薄弱、またはてんかん」とみなされた人に対する断種手術が戦後も可能であり、一九七九年までに8千人近くが強制的に手術された。バージニア州議会は二〇〇一年に謝罪した。[155]

バージニア州の断種手術がスキャンダルになったあとにも、たとえば二〇一七年には、ペンシルバニア大学病院の女性医師が、「遺伝子変異を根絶すること」というエッセイを医学専門誌に書いている。[156] この医師は自分に乳がんや卵巣がんと関連する遺伝子変異があることを知り、体外受精を使って特定の遺伝子変異がない胚だけを子宮に戻すという方法により、自分の子孫には悪い遺伝子がなくなったことを喜んでいる。

要するに、戦後のアメリカの医学には、全体のために個人を犠牲にする思想がしっかりと生き残っている。* ドイツと日本にあって悪とされたものは、実は戦勝国にもあったのだ。

日本はどうか。戦後も厚生省は同じ名前で残り、のちに厚生労働省に引き継がれた。戦後もらい予防法に基づいてハンセン病患者は隔離されていた。らい予防法が廃止されたのは一九九六年だ。優生保護法に基づく強制不妊手術も行われていた。「旧優生保護法に基づく優生手術等を受けた者に対する一時金の支給等に関する法律」ができたのは二〇一九年のことだ。アメリカのまねをし、

＊もちろんアメリカのせいとだけ言うわけにはいかない。本文では単純化したが、「福祉国家」と言われるスウェーデンでも一九七〇年代まで断種手術は行われていたし、ポルトガルのエガス・モニスはロボトミーを考案したことでノーベル賞を受賞した。

アメリカについていった戦後の日本にとって、どれも不思議なことではない。

戦勝国が作った戦後の秩序には、全体のための健康という思想が影を落としている。もともとWHOは戦前の国際連盟保健機関（LNHO）を前身として生まれ、LNHOの事業を引き継いだものだ。国際連盟の時代にあって、LNHOの最優先の課題は伝染病対策だった。さらに、一九二九年の世界恐慌をきっかけに、失業や低栄養による健康への悪影響が注目され、栄養対策も大きな仕事になった。[15] 伝染病対策も栄養対策も、多くの人の生活に介入することなしには実行できない。当時はそうでもしなければすぐに死んでしまうような病気が世界にあふれていたのだ。

意欲的に働いたLNHOも、戦間期の世界情勢の中では国際政治のコマにされることを避けられなかった。LNHOの東アジアでの事業を担当したシンガポール伝染病情報局の次長は長く日本人が務めた。その背景にはこんな事情があったという。

日本がこのポストを保持することは、とりわけ日中関係が悪化する1931年以降、連盟の関係者からも好都合だとされた。日本は満州事変への連盟の対応をめぐり、33年3月に連盟に脱退通告を行ったが、通告を行ってから実際に脱退が有効になるまでの2年間は猶予期間とされており、日本はその間、連盟におけるすべての権利を保持すると宣言していた。保健委員会の委員たちは、日本がこの猶予期間内に脱退を思い留まるのではないかと期待しており、当時の連盟事務総長アブノールも連盟の保健衛生事業を通じて日本を連盟にとどめておくことができるのではないかと期待を寄せていたからである。[158]

つまり、東アジアの伝染病対策に誰が責任を持つかは、国際政治の情勢によって左右された。戦争が終わってＷＨＯができた。冷戦期のＷＨＯにはソ連脱退と復帰という問題が発生した。

１９４９年以降、ソ連とその衛星国が相次いでＷＨＯを脱退し、１９５７年春以降、これらの国々は再びＷＨＯへの復帰を宣言した。このとき、アメリカ、フランス、イギリスなど西側諸国は、東側諸国がＷＨＯに復帰することについて反対の意向を示したのに対し、ソ連はいかなる国にも加盟の道を開くべきだと主張した。[159]

ここでもやはり、健康は政治のコマにされている。ともかくソ連復帰は成った。そして一九七八年、ＷＨＯと国連児童基金（ＵＮＩＣＥＦ）が主催してソ連のアルマ・アタで開催されたプライマリ・ヘルス・ケア国際会議で、有名なアルマ・アタ宣言が採択される。アルマ・アタ宣言にはこんなことが書いてある。

二〇〇〇年までにすべての人に健康を妥当な水準で達成することは、世界の資源をより十分によりよく使うことで可能となるが、その資源のうちかなりの部分がいまは武装と武力衝突に費やされている。

この「二〇〇〇年までにすべての人に健康を」というフレーズは以後さまざまな場面で繰り返されるキャッチコピーとなる。なお開催国となったソ連は、アルマ・アタの前にエチオピアとソマリアの戦争に介入し、アルマ・アタのあとにはアフガニスタンに侵攻している。「すべての人に健康を」というキャッチコピーは、アルマ・アタですでに嘘だった。

さて、WHOにソ連は復帰できたが、台湾は一九五〇年に脱退して以来、復帰できていない。二〇一九年二月十八日、WHO西太平洋地域事務局長の葛西健は記者会見でこう発言した。

二〇〇三年、SARSがございました。わたくしもそのとき同僚を亡くしてるんですが、それ以降、本当に一生懸命対策をしまして、地域全体の対応能力はかなり高まっております。[160]

なるほどそれは事実なのだろう。しかし葛西は、台湾がSARSにあたってWHOから協力を得られなかったこと、そして改めて世界保健総会への参加を希望したこと、[161] にもかかわらずいまだに台湾は中国の拒否により阻まれていることには触れていない。[162]

新型コロナウイルスはふたたび台湾問題を浮上させた。WHOの資料では、豪華客船ダイヤモンド・プリンセス号での感染者数と死者数は日本と別に（船籍のあるイギリスとも別に）集計され、あたかも一隻の船が国と同格のように扱われているが、台湾は中国の一部として集計されている。台湾の主張によれば、ある日台湾の患者数を中国が間違ってWHOに伝えたために、WHOからも間違った患者数が公表された。[163]

なぜWHOは台湾の訴えを聞かないのだろうか。筆者は陰謀論の肩を持つことはしない。テドロス事務局長が中国に特別の配慮をしているとも思わない。WHOが世界にとって最適な戦略を目指すなら、中国がなるべく国内の情報を渡してくれるように計らうべきだと思うし、そのためにはわざわざ台湾問題で波風を立てるのは避けるべきだと思う。つまり、WHOの立場から見れば、世界の健康のためなら、台湾が独立国家かどうかなど小さいことだ。そういう意味でなら、WHOは特別の配慮をしていると言えるかもしれない。中国に対して以上に、中国から広がるかもしれない感染症を防ぎたい世界の国々に対して。

台湾問題は、「WHOが本来の義務を果たしていない」という問題ではない。WHOが本来の義務を果たそうとすればするほど、台湾よりも中国を優先することが最適解になるのだ。

感染対策は全体主義によって効率が良くなる。どこかの国が威信を賭けて国際スポーツ大会をやろうとしても、全世界から圧力をかけて延期させたほうが、全体の利益になるかもしれない。台湾では自宅待機を命じられた人を携帯電話の位置情報で追跡し、もし指示された場所から離れると警察などに通知するシステムが導入された。[164] イタリア人が感染者のいる町を焼き払っていないのは不徹底にすぎない。

人の自由と権利を制限したほうが効率的な感染対策をしやすい。だから、命に関わる感染症が広がらないようにするためには、多くの人がある程度のがまんをすることも仕方ないのかもしれない。だが、その副作用を決して忘れてはいけない。副作用が効果に対して妥当と言える範囲でなければ、その策は拒否しなければならない。

いや、たとえ副作用を大きく上回る効果が期待できたとしても、やってはいけないことがある。町を焼き払うというのは極端な想像に思えるかもしれないが、それと地続きの判断は現になされようとしている。

たとえば将来、病院に重症患者があふれ、命を守るために必要な人工呼吸器が足りなくなったとする。いま、偶然にも1機の人工呼吸器が使える状態にあり、二人の重症患者が同時に運ばれてきた。どちらも人工呼吸器があれば助かるかもしれないが、なければほぼ間違いなく死に至る。

ここで一方の患者が、あらかじめ「私は無理な延命をしたくないから、人工呼吸器がないと生きられない状態になったら穏やかに死なせてください」と言っていたとする。あなたが医師ならどちらに人工呼吸器を使うだろう。

そして、次に運ばれてきた重症患者に、「あなたは人工呼吸器を使ってどこまでも生きる努力をしたいですか、それとも望みが薄くなったら安らかに死を受け入れますか？」と尋ねないでいられるだろうか。

これは筆者が勝手に考えたことではなく、生命倫理学（バイオエシックス）の世界的権威であるロバート・トゥルーグが有名医学誌で議論していることだ。[165]

トゥルーグはこう明言する。

人工呼吸器を最も利益がありそうな患者に割り当てる必要を見込んで、臨床医は高リスクの患者集団に対しては健康状態が悪化する前に率先して患者およびその家族と「人工呼吸器につながないでください」という意志表示について話し合うべきだ。

短く言えば、トゥルーグは人助けのために死ぬボランティアの募集を勧めていることになる。

自分の意志で安らかな死を選ぶのは結構なことに思えるかもしれない。それが人助けになるならなおさらだ。しかしたとえば、子供をエリート校に通わせているＩＴ長者と、ブラック企業で潰されそうになっている独身高学歴ワーキングプアとでは、どちらが「ボランティア」に志願しやすいだろうか。

トゥルーグの論文と同じ日に同じ医学誌に載った「COVID-19の時期に希少な医療資源を公正に配分すること」という題名の記事は、どんな考えに基づいて医療資源を使う人を選ぶべきかを表にまとめている（表6）[166]。

一見すれば、「最も多くの生命を救う」ことが「最優先」とされるなど、おおむね妥当なことを言っているようでもある。しかし細かく見ていくとまったく違った様相が浮かび上がる。

まず、判断にあたる右の列で「最優先」が2箇所にある。つまりこの表では最上級が比較級の意味で使われている。

下のほうで「利益の最大化と両立する場合には行う」とあるのは、「利益の最大化を優先する」という意味だろう。重症であっても、治療による利益が見込めない場合には、後回しにする。つまり、助かりそうにない人は見捨てる。医療資源が限られている状況ではやむをえないかもしれない。だからこの行は、「かわいそうな人を救え」という意味ではなく、「かわいそうでも惑わされるな」という意味だ。次の行にも似たことが書いてあるから、表全体としては「かわいそう」という感情そのものが利益の最大化よりは劣ると主張している。

利益という言葉は、この表が載っている記事の本文からも、「治療しなかった場合と治療した場

倫理的価値とそれを導く原則	COVID-19 パンデミックへの応用
▶ **利益を最大化する**	
最も多くの生命を救う	最優先となる
最も多くの生存年数を救う ――予後を最大化する	最優先となる
▶ **人々を公平に扱う**	
先着順対応	行うべきではない
ランダムに選ぶ	予後が同程度の患者の中から 誰かを選ぶときに行う
▶ **手段的価値を促進し報奨する**	
後ろ向きに――以前に価値のある 貢献をした人を優先する	ほかの要因（利益の最大化など）が 同等の場合は、研究参加者と 医療従事者を優先する
前向きに――価値のある貢献を しそうな人を優先する	医療従事者を優先する
▶ **最もかわいそうな人を優先する**	
最も重症の人を最優先する	利益の最大化と両立する 場合には行う
最も若い人を最優先する	利益の最大化（ウイルスの拡散を防ぐことなど）と両立する場合には行う

表６　**希少な医療資源を配分する考えかたとして提案された表**
まず医療従事者、次いで医学研究のために自分の体を差し出した人を優遇する内容。

のだ。

を求める本人の生き死にだけでなく、その周りにいるすべての人の生き死にを合計したものだった

散を防ぐことなど)*」という表現によって、議論の根底が覆される。この表で言う利益とは、治療

合の差の大きさ」を指すことがわかる。ところが表の一番下にある「利益の最大化(ウイルスの拡

その目で上の行に戻ってみる。「以前に価値のある貢献をした人を優先する」という考えに対して「ほかの要因(利益の最大化など)が同等の場合は、研究参加者と医療従事者を優先する」と判断された行がある。「価値のある貢献」とは医療と医学研究を指し、その貢献に配慮することはあってもよいとされる。だから、慢性の持病がある人は真っ先に処刑、いや治療を後回しにするべきと判定されるだろう。先天異常を持って生まれた人や要介護高齢者も見捨てられるだろう。医療資源をほかの人より多く消費してきたからだ。それが嫌なら、序列を変える方法がある。研究参加者になること、すなわち、自分の体を医学のための実験台として差し出すことだ。対して、若くて能力が高く、助かれば社会の役に立つ人なら比較的優先してもらえるかもしれないが、次の行にはわざわざ特定して「医療従事者を優先する」と書いてある。アイドルよりもスポーツ選手よりも医療従事者が優先だ。

まとめるとこの表は、社会に貢献できる人は生きる価値が高く、貢献とは医療であり、したがって医療従事者があらゆる職業よりも優先して生き残る権利を持つと主張している。

生命倫理学者たちとよく似たことを言う人が最近ニュースになった。こんなことを言った人だ。

仮に、貴殿が大きな事故にあい会話、移動、食事もできず糞を垂れ流す身体になります。元気な頃の貴殿はどうするべきだと考えますか。

私は自殺スイッチを押すべきだと考えております。他人に迷惑をかけて不幸にするのであれば、やむを得ない選択です。同意がなくては安楽死できないのでは困ります。(167)

これは相模原市の知的障害者施設「津久井やまゆり園」で19人を殺した植松聖の言葉だ。植松には二〇二〇年三月十六日に死刑の判決が下った。この判決に対して、自身が脳性麻痺の障害を持つ小児科医の熊谷晋一郎は言う。

生きる価値のある命と価値のない命に線を引くというのが被告の犯行の動機だったことに対して怒りを覚えてきたが、死刑判決はその被告の命に線を引くもので私にとっては複雑で、葛藤を伴う判決だ［…］死刑判決は被告にとっては想定内のことで被告の目的が達

＊原文は"maximizing benefits such as preventing spread of the virus"。

成されてしまったのではないかという印象も残る[168]

誰が生きるべきで誰が死ぬべきかを人間が決めるべきではない。そのルールを植松は破り、裁判所もまた破った。それぞれに自分を正当化する理論を携えて。医師にも同じことをする権利があるのだろうか。

ナチスを反省したはずの世界が、なぜこんなことになってしまったのだろう。

新型コロナウイルスにどう向き合えばいいのかを私たちはまだ知らない。**だからこそ、私たちは取り乱して死と病苦に嘆き悲しみ、時には救えたはずの命を失わなければならない。**パニックそのものよりも、パニックを収めようとして現れるもっともらしい合理主義のほうがはるかに恐ろしい。すべての可能性を予見して、最善の道を選びつづけ、最終的な結果を考えうるかぎり最高にすることができるという幻想こそが、私たちの生きる意志を殺している。見えない未来に向かっていく意志を。

12

誰がファッションフードを笑えるか

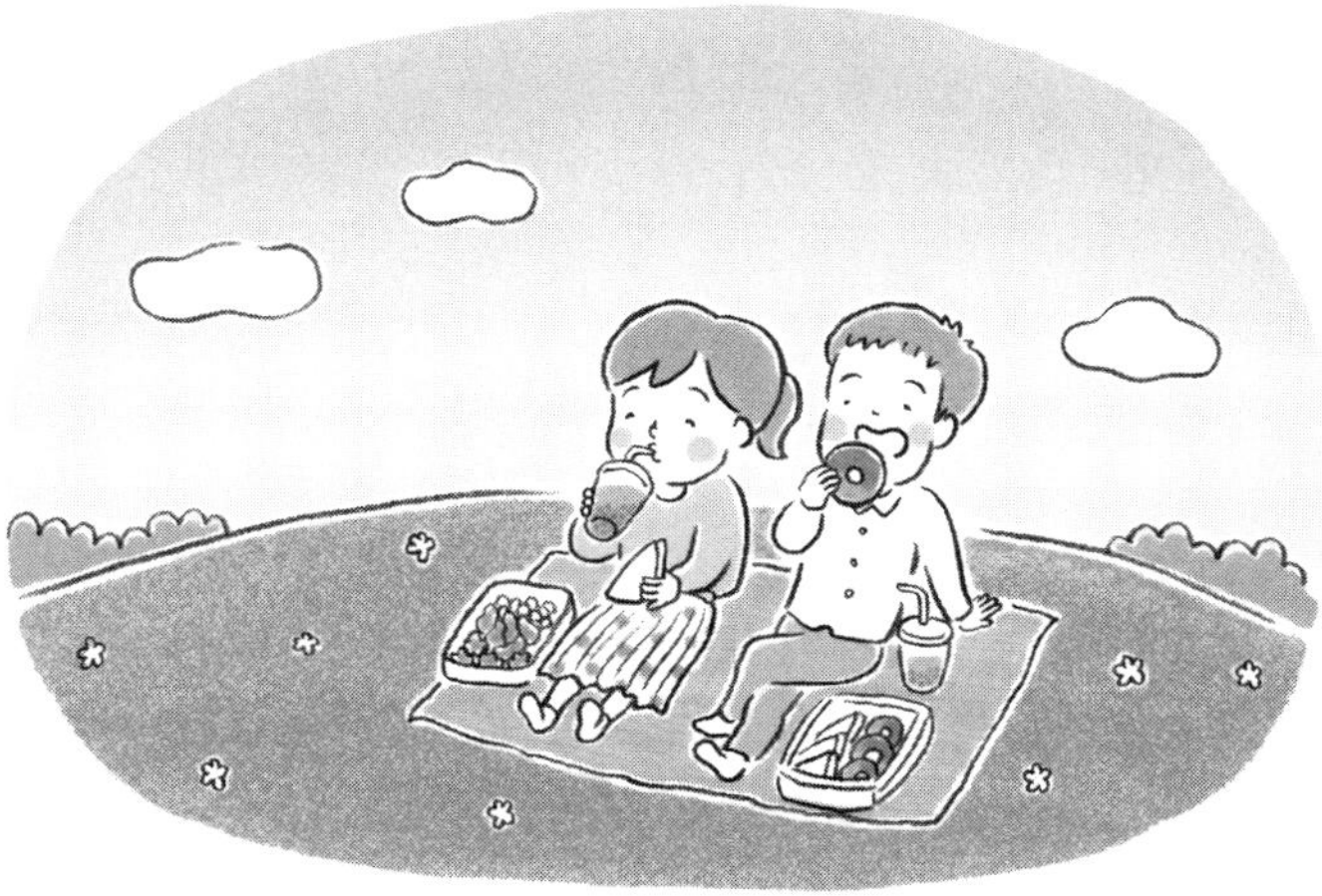

あなたは健康に気をつけているだろうか。正しい知識をつけて健康になろうと思っているだろうか。誰のために、なんのために？

健康が「自分のためか、他人のためか」と考えたことのある人は少ないと思う。健康のほうがいいに決まっている。だから健康につながることはすべて正しいし、健康を数字で測る必要もない。少しでも健康になるならそれは絶対善だから。そういう考えが普通のことになっている。

健康を絶対視することに異議を唱えた、名郷直樹という医師がいる。まさに『「健康第一」は間違っている』という題名の本で、名郷はこう言っている。

日本は、健康・長生きを達成した。それも世界一のレベルで。かつて、スーパーコンピュータ開発予算をめぐって「二番ではダメなんですか？」と発言した政治家がいたが、健康・長寿に関しては「二番」どころか、「一番でもダメなんですか？」状態である。そして、どうやら一番でもダメなのである。これはやはり、何かが狂っていると言うほかない。(169)

名郷は生活習慣病やがんや認知症をめぐる奇妙な現実を仔細に観察し、このような考えに至る。

なるほど、「何かが狂っている」に違いない。世の中で言われることのいくらかは単に事実として間違っている。またいくらかはより大きな問題を覆い隠してしまう。あるいは個人の自由をないがしろにしてしまう。しかし名郷が「狂っている」という言葉を使って指摘しようとしたことは、もっと深いところにあるのではないか。日本で流通する、病気と健康についての考えそのものについて言っているのではないだろうか。

しばらく名郷の指摘を下敷きにして話を進めてみる。

現代の日本にあって、病気と健康はどのようなイメージでとらえられているだろう。

健康増進法第二条にはこう書いてある。

国民は、健康な生活習慣の重要性に対する関心と理解を深め、生涯にわたって、自らの健康状態を自覚するとともに、健康の増進に努めなければならない。

この条文はいくつかのことを仮定しているようだ。

・健康のためには生活習慣が重要である
・健康は努力して達成するものである

・健康は国民の義務である

どれも迷信だし、重大な害につながる恐れがある。とはいえ、ひとまず法律はこういう立場だということを覚えておいてほしい。

健康増進法と似たようなことを日頃言っている人も珍しくない。たとえば発売10日で発行10万部になったという『世界一シンプルで科学的に証明された究極の食事』にはこう書いてある。

> 正しい情報がないために知らず知らずのうちに病気に近づいてしまうような選択を積み重ね、何十年後に脳梗塞やがんになってはじめてそれを自覚する。それではあまりに不幸ではないか。そういった人を一人でも減らしたい、多くの人に自分の意志で健康になるか、それとも病気になるかを選択する力を持っていただきたい。それが私が筆をとることにした最大の理由である。[170]

健康増進法と瓜二つだ。そしてここには「健康には情報が必要である」という仮定が加わっている。実はこの点も健康増進法の第3条に書いてある。

国及び地方公共団体は、教育活動及び広報活動を通じた健康の増進に関する正しい知識の普及、健康の増進に関する情報の収集、整理、分析及び提供並びに研究の推進並びに健康の増進に係る人材の養成及び資質の向上を図るとともに、健康増進事業実施者その他の関係者に対し、必要な技術的援助を与えることに努めなければならない。

人が何かをすることで健康になったりならなかったりすると信じるなら、情報が必要だと考えるのは当然のことだろう。

さて、何かおかしいのではないか。

引用した『究極の食事』の議論からは、必然的にこういう結論が出てくるはずだ。

好きなもの食べて「太く短く」生きれば良いと主張していた人が、脳梗塞になって障害とともに長生きし後悔しているのを医師として何度も経験して、エビデンスを元に食事を説明する重要性を認識しました。医師や栄養士が自分独自の主張（個人的見解に近い）をしているのを見ると少し無責任だと思います。[171]

これはまさに『究極の食事』の著者の津川友介が二〇一九年一月二十七日にツイッターに書いて

1400回あまりリツイートされた投稿だ。津川が言うように、デタラメを言う人は「無責任」に違いない。しかし、統計学に基づいたという本まで書いている津川その人が「何度も経験して」という理由で「自分独自の主張」をしているのは「無責任」ではないのだろうか。しかも津川は、脳梗塞になって障害を持った人を切り捨ててしまっている。筆者はある人のことを思い出している。その人は、何度も脳梗塞を繰り返して麻痺が残り、ほかの臓器もかなり厳しい状態で、息も絶え絶えになって搬送されてきた。しかし救急治療で意識を取り戻したとき、おぼつかない唇を懸命に動かして（リハビリをよほど頑張ったのだろう）、この上なく清らかな笑顔を見せて、「先生に会えてよかった」と言った。この人の苦痛は自業自得だろうか？「障害とともに長生き」することを、この人は「後悔」するだろうか？

私たちは合理的に人間を語れるという迷信を捨てなければならない。そうしなければ、統計的な健康のために誰かがしわ寄せを食う、しかも犠牲者は一番困っている人から選ばれる、この野蛮なルールを何一つ変えられないだろう。

実はそのことをあなたは知っていたかもしれない。

樹木希林が二〇一八年にがんで死んでから、かつてのインタビューなどの記事を再編した『一切なりゆき』が100万部を超えるベストセラーになった。[172]『一切なりゆき』には「病というものを駄目として、健康であることをいいとするだけなら、こんなつまらない人生はないだろう」という章がある。別の箇所には「絶対多数の抽象的な人数の割り当てでもって、いまこれがよさそうだというのは嫌いなんですね。統計なんていうのは、わたしは全然信じてないの。」という発言も収まっている。実は100万人の読者もどこかでこの感性を共有していたのではないだろうか。

多くの人が心のどこかで「健康第一」はおかしいと思っている。それなのに逆らえない。エビデンスというこけおどしを暴くこともできない。なんとなく、言い返してはいけないような空気ができている。

これは現代の日本に限ったことではない。スーザン・ソンタグというアメリカの文学者は、一九七八年の本でこう言っている。

> ひとつの謎として強く恐れられている病気は、現実にはともかく、道徳的な意味で伝染するとされることがある。たとえば、癌にかかってみたら、癌は結核に似た伝染病だと言わんばかりに、親戚や友達からはのけ者にされ、家族からは消毒の必要な人間として扱われたという人々は驚くほど多い。[173]

ソンタグから40年以上経った時代の私たちにとっても、相変わらず見慣れた光景ではないだろうか。新型コロナウイルスを恐れる私たちにとって、道徳と伝染はほとんど同じことになっている。

「健康に気をつける」という思想がこの状況を準備した。「生活習慣」もまた「道徳」の言い換えだったのだ。がんや脳梗塞になった人は陰に陽に「生活習慣が間違っていたのではないか」という目で見られる。

なぜ、こんなにも健康が道徳と結び付けられるのだろう。

筆者が知るかぎり、この問題にもっとも明確に答えたのは、アイルランドの医師のペトル・シュクラバーネクだ。シュクラバーネクは、遺作となった本の中で、こう言っている。

健康主義は強力なイデオロギーである。なぜなら、非宗教化した社会において、健康主義は宗教が欠けたあとの真空を埋めてくれるから。宗教の代用品として、健康主義は幅広い支持を得ている。特に、伝統的な文化とのつながりを失って、急速に変化する世界の中でますます不安を感じている中流階級の人たちから。[174]

シュクラバーネクの言葉は、数十年後の世界を予見していたかのようだ。人間には宗教が必要であり、伝統的な宗教が力を失った現代だからこそ、「健康第一」という宗教が人気になるのだ。

敏感な人たちはそのことに気づいていた。二〇〇二年に書かれた『患者は何でも知っている——EBM時代の医師と患者』という本は、当時の医師の役割を考える中で、医師の「不安を鎮める」

という役割に注目し、面白いことを言っている。

> 19世紀の医師は主に呪術に頼っていた。
>
> 20世紀の医師は意識的に科学を使い、呪術を無意識に使っていた。多くの医師が不安を鎮める必要に気づいており、善意でしばしば薬としての医師の力を利用していた。
>
> 21世紀の医師は20世紀の医師のやり方ではいけないと考える。なかにはそういったやり方は非倫理的で、父権主義的だと考える医師もいる。
>
> しかし、患者の立場からすれば、呪術の必要性はこれまで以上なのかもしれないのだ。[175]

引用した本は、「ＥＢＭ時代の医師と患者」という副題から想像がつくと思うが、「エビデンスに基づく医療」を推進する立場から書かれている。著者のミュア・グレイはコクランの創設に関わった人でもある。その人が、エビデンスに基づく医療のありかたを考えると、「呪術の必要性はこれまで以上」という結論にたどりついたのだ。

グレイのような議論はいまやごくありふれたものになっている。きりがないので最近の例をひとつだけ挙げておこう。二〇一九年、世界トップクラスの医学専門誌にこういう文章が載った。

病院は社会的ケアが必要な高齢者のための情報センターのようになった。人間の行動と感情の正常な多様性はいまや薬物治療の対象になった。人生の中で避けられない実存的問題を解決するのは医者の仕事になった。どうすればいいのだろう？　医学は疑似宗教になってしまった。私たちの患者には、そっと変節と棄教を促さなければならない。[176]

シュクラバーネクから20年以上遅れて、世界の医師たちが「健康第一」の正体に気づきつつある。最新医学が発見したのは、自身の出生の秘密だった。なんでも決めてくれる神様の代わりに、なんでも決めてくれるお医者様が必要とされているのだ。

しかし、その対策は本当に「変節と棄教」であるべきだろうか。人間には宗教が必要だからこそ、「健康第一」が代わりを担ったのではなかったか。だとすれば、変節した先には何があるのだろう。さらに悪い結果が待ってはいないだろうか。「人間は合理的になることができ、宗教などなくても生きていける」という宗教を信じる人もいていいが、そういう人がなんのために生きているのか、筆者には想像もつかない。伝統的な宗教が力を失ったからこそ、グレイが言うように、「呪術の必要性はこれまで以上」になっている。いわば、**迷信を捨てさせる力は、ほかの迷信にしかない**。

つまり、「健康第一」は、名郷が言うようには、間違ってなどいない。

名郷の問題設定はよく考えるとフェアではない。人間にとって大事なものをひとつだけ選ぶことなどできないのだから、あらゆる「ナントカ第一」は間違っているとも言える。名郷は「健康第一」が連れてきたたくさんの具体的な問題を指摘したが、そんな指摘をするまでもなく、抽象的な議論だけで同じ結論を出せてしまう。つまり、名郷は「健康第一」が宗教であることを指して「間違っている」と言っているのであり、その論理だとあらゆる宗教が「間違っている」と言われることになる。

名郷が提示した事実に、もっと穏当で、もっと強力な身分を与えなければならない。そのためには「間違っている」という言葉を避けなければならない。誰も他人の宗教を指して「間違っている」と言うことなどできない。

だから、「健康第一」という迷信を捨てるためには、「それは迷信だ」と正しく指摘するだけでは不十分だ。そうではなく、「唯一の宗教ではない」と言うべきだ。実際、私たちはときどき「健康が第一だ」と思う一方で、別のときには「やっぱりおいしいものも食べたいな」と気まぐれに信念を曲げているのではなかったか。

一般化して言えば、私たちの課題は、「健康第一」という宗教の機能を尊重し、そこから派生してくる害をなるべく取り除くことだ。つまり、他人に同じ宗教を強制する人や、宗教を理由に誰かを踏み台にする人には、断固抵抗する。同時に、「健康になりたい」「こういうことをすると健康になれる」という信念は、否定せず、呪術としての妥当な地位を与える。呪術にみずから加担してもいいが、ほかのことを犠牲にする前に少し立ち止まって「本当にこれがしたかったことだろうか?」と自分の胸に聞いてみる。そのような態度が、自由に生きる現代人の態度だと思う。

この本は、一面では道義に反することをあえてしてきた。「ビールのプリン体は痛風の原因ではない」とか「高血圧の影響は大したことではない」とか、そんな野暮を言わないで、やりたい人には好きにやらせておけばよかったのだ。わざわざ角を立てたのは、とりもなおさず筆者がビールを飲みたいからだし、塩味のものを食べたいからだ。「健康第一」は強すぎ、不寛容すぎるので、あまりに多くの人を犠牲にしている。だから一度はその横暴を指摘して戦わなければ自由は実現できない。

健康は現代の神だ。神に近づく権威をほしがる人は無数にいる。中には嘘をついて不当に権威を手に入れようとする不届き者もいる。誰もがそれを知っているからこそ、嘘ではない「正しい知識」に人気が集まる。

だが、結局のところ、健康という神は現実世界には存在しない。「正しい」とされる説は、ほかの説との競争にたまたま勝ち残っているにすぎない。健康のためにほかのすべてを犠牲にしてもよいというルールで演じられる、手柄自慢の競争に。その実、手柄とされるものはプレイヤーが勝手に決めたもので、神ではないし、神に近づいているとも言えない。だから「正しい知識」はコロコロ変わる。医学が進歩しているからではない。進歩の定義がそのつど変わるからだ。医学の進歩とはファッションなのだ。

繰り返し言っておくが、筆者は本当に「医学が進歩した」と言うべき業績を軽視してはいない。天然痘の根絶、ビタミンC、抗生物質、X線、クロルプロマジン、フルオロウラシル、イマチニブ……ここには書ききれないほどの進歩が、現代の私たちを病気から（ある程度）解放した。だが、そういう種類の業績はまれにしかない。言葉を飾って手柄を大きく見せているもののほうがはるかに多く、そちらはファッションと言わなければ説明がつかないのだ。

ファッションだから、権威付けに熱を上げるし、他人と競うことにも夢中になる。正しい医学とやらを広めたい人は、悪者を見つけるのが大好きだ。反ワクチン、水素水、血液クレンジング。たしかにどれも嘘には違いない。筆者もワクチンは打ったほうがいいと思う。けれども、こういうニセ医学の大半は毒にも薬にもならないものだし、なかには「正しい医学」への過大な期待の反作用として生まれたものもあるだろう。大した害がないものにいちいち目くじらを立てるのは、「正しい医学」も大して違わないと白状しているようなものだ。

ファッションの観点からは、人の悪口ばかり言うのは、あまり格好良くない。

健康は宗教で、医学はファッションだ。しかし人間は宗教から離れることなどできないし、ファッションからも離れられない。考えられるのはただ、次に来るファッションを私たちが好きになれるかどうか、それだけだ。では次に来るファッションはなんだろう。

編集者・ライターの畑中三応子は、「ファッションとして消費されるようになった流行の、特に外来の食べ物」を「ファッションフード」と呼んでいる。[177] 畑中によれば、一九八〇年代後半にフランス料理が高級食としてのイメージを確立したのち、イタリア料理が「イタめし」という言い換えとともに親近感を持てるものとして流行した。イタめしブームの中でティラミスが突然注目され、一九七〇年代以来根強かったチーズケーキ人気にも支えられて、爆発的なブームを起こす。また、イタリアで反米左翼運動家がアメリカ型の食べものに対抗しようと「スローフード宣言」を唱え、二〇〇一年にはスローフード協会の日本支部が設立される。日本のグルメ雑誌は、スローフードの名を借りて、オリーブオイルや生ハムやチーズの産地のレストラン情報を載せる。こうしたファッションフード現象が、江戸時代末期に肉食が流行して以来、日本人の食を形作ってきたのだという。畑中は相反する思いを込めて語る。

そんな現状が情けなくもあるが、否定する気にはなれない。少なくとも日本人がこれまで食べ物に関心を持ち、価値を見出してきたからだ。いまこそ原点を思い出し、再びよりよきファッションフードの生産に向かうべき時期ではないだろうか。気分としては、食べ物を通して世界が広がるように思えた、あの感動とときめきをもう一度味わってみたいのである。[178]

誰もが知っているように、ファッションフードはよく「体にいいから」という説明を連れてくるが、たいていの人は半信半疑で飲み食いするし、数年もすればそんな説明は忘れている。ファッションフードを疑似科学と呼んで笑うのは簡単だ。だが、そんなことは受験勉強しか知らない学生にでもできるし、誰も幸せにしない。ファッションを自分のものにして笑顔になれる人こそが真の勝者だ。

では、畑中の言う「感動とときめき」はどこから生まれるのだろうか。ある意味では、それは広告代理店かもしれないし編集プロダクションかもしれない。しかし、メディアがいくらファッションを提案しても、それが流行るかどうかを決めるのはあくまで消費者だ。誰にも振り向いてもらえず消えていく企画のほうがはるかに多い。流行っているという事実こそがファッションなのだ。

突き詰めて言えば、「感動とときめき」は、自分自身とその周りにいる誰かの、関係の中にしか生まれない。ファッションはみんなで作るものだ。

東京で外出の「自粛」が「要請」される前、筆者はいまの妻と一緒に、流行りのワインの店に何軒も行ってみた。それぞれに個性があって楽しかった。イタリア料理もフランス料理もトルコ料理も食べた。ジンギスカンもスープカレーも食べたしタピオカミルクティーも飲んだ。当たり前のこととして、タピオカを飲んでいるときにわざわざ「中国ではタピオカの飲みすぎで腸が詰まった人がいるらしい」などと興ざめなことは言わなかった。目の前の料理にどれだけの発がん性物質が含まれているかを数え上げもしなかった。炭水化物の量も計算しなかった。「医学的に正しい食べ方」だの「究極の食事」といったものは、私たちの心を貧しくするだけだと信じていたからだ。

食の医学、すなわち食の全体主義は、その本性に従って、私たちがただ食べるだけのことに、「全体に奉仕せよ」というメッセージを忍び込ませる。健康食とは愛国食の言い換えだ。

愛国食という言葉は冗談のようだが、決して冗談ではない。スローフード運動がそうだったように、食はたやすく愛国心と結びつく。たとえば「国民食」と通称される、ラーメン。ライターの速水健朗が『ラーメンと愛国』という本で指摘しているように、ラーメンはかつて渦巻き模様の雷文で飾られて中国文化の雰囲気を持っていたはずが、いつのまにか和風の店名と内装を持つラーメン屋で作務衣風の衣装をまとった店員が運んでくるものになった。ラーメンは愛国食になったのだ。私たちにとって幸運だったのは、ラーメンがどちらかといえば「体に悪いもの」と考えられていることだ。

順当に言って、愛国を象徴する健康食品が登場するのは歴史の必然だし、それは「健康第一」という全体主義をますます凶暴なものにするはずだ。

いや、それはもう実現しているのかもしれない。国立医薬品食品衛生研究所の畝山智香子は、「食品添加物は危険なもの?」という題名の文章で、こんなことを言っている。

食品添加物への批判は、料理を作らないことへの非難から派生している場合が多々あります。その本当の意味をあからさまにしている典型的な例が、「食育」などでよく使われている、以下の「おかあさんやすめ」、「ハハキトク」、「まごわやさしい」という呪文のような言葉です。

「おかあさんやすめ」

お―オムライス、か―カレーライス、あ―アイスクリーム、さん―サンドイッチ、や―焼きそば　す―スパゲティ、め―目玉焼き

「ハハキトク」

ハ―ハンバーグ　ハ―ハムエッグ　キ―ギョウザ　ト―トースト　ク―クリームスープ

「まごわやさしい」

ま―まめ　ご―ごま　わ―わかめ　や―やさい　さ―さかな　し―しいたけ　い―いも

これは若い親がよく作ったり食べさせたりする、小さい子どもの喜ぶようなものを「よくないもの」として、おばあちゃんたちがよく食べるようなものを「よいもの」と主張するための呪文ですが、科学的根拠はありません。この言葉は「昔はよかった」という懐古主義や、姑による「嫁は気に入らないが、孫は可愛いので嫁がいなくなってしまえばい

い」というような気持ちをストレートに表現したもので、こんな言葉を口に出して人前で言えること自体が驚くべきことです[179]。

畝山は「科学的根拠はありません」と言っているが、科学的根拠とやらをでっち上げるのは実にたやすいことだ。たとえば二〇一九年に肥満研究の専門誌に載った論文は、一九七五年の日本の食べものに似せた食事療法が良い結果を出したと言っている[180]。これも立派な「科学的根拠」として通用してしまう。

私たちは本当にゴマとかイモばかり食べたかったのだろうか。いや、ゴマとかイモを料理して食べさせることが、本当に人と人との愛情を証明するのだろうか。そんなはずはない。外食がはばかられるようになってから、筆者の下手な手料理を妻に食べてもらうことが増えた。凝った料理がなくても、妻は目玉焼きとか焼きそばとかを喜んで食べてくれた。

健康という罠に立ち向かう力は、ファッションから生まれる。私たちが自分の好みと身近な人たちのファッションに従って、時に疑って、食べたいものを食べること。人と人との関わりに上から割り込んでくる権力には毅然と抗議すること。自由に生きること。それこそが、より深い意味で20世紀を反省するということであり、医学が本来の役割を思い出して人を幸せにするために必要なことでもあるのだ。

あとがき

この本は筆者の生活が結婚で大きく変わる時期に出版される。そんな時期に本を書こうと思ったのが自業自得なのだが、生活の医療社の秋元麦踏さんが筆者のわがままに付き合ってくれたおかげで、忙殺されながらも刊行までこぎつけた。感謝に堪えない。

そんな背景が、この本にも否応なく現れてしまっている。

結婚しようと決めてから、習慣について考えることが多くなった。習慣は人それぞれで違う。目的とか理由はなく「ただなんとなくそうしている」という習慣も多い。そして、習慣と違うことは時に驚くほど不快に感じられる。たとえその習慣がこれといった理由のないものだったとしても。

他人どうしが一緒に生活するのは、そういう違和感と譲歩の連続だ。妻にとっては食器を洗いながら歌うのは信じられないことらしいし、筆者にとっては割引クーポンを使うためにふだん行かない店に出かけるのは苦行にしか思えない。こういう違和感をいちいち「合理的に」解決しようと考えるのは馬鹿げたことだ。そんなことで結婚などできはしない。

仲良くするには、多少のことには目をつぶること。我々二人はそうやって少しずつ共同生活に慣れてきた。もちろんほかの人にも同じやりかたが通用するとは限らないが、筆者はこれがまあまあ気に入っている（妻もそうだといいのだが）。

医学には真逆の慣習がある。小さいことをいちいち問題にする。なんでも白黒つけようとする。そして、いつでも当たり前のように、自分が一番だと思っている。だから筆者は生計のために医師免許を取ってしまったことをどこか恥ずかしく感じている。せめて「医者らしくない」ちゃらんぽらんなことばかり言う人でありたいと思う。この本はそういう気持ちで書いた。

一応もっともらしく見せるために、本文に注と出典をつけて、医者の大好きな「エビデンス」とか「ファクト」を示しておいた。付け加えて言うなら、筆者が翻訳した『人間的医学の終焉と強制的健康主義の台頭』という本の全体がこの本の解説のようなものでもある。だが、この本が似合うちゃらんぽらんな読者には、解説も証拠も必要なかったかもしれない。ただ目についたところだけを拾い読みして「要するに好きに生きればいいのだな」と思うような読者に出会えれば、この本にとって最高の幸運だと思う。

そんなわけで、筆者にとってこの本は自分自身の結婚の記念でもある。結婚しようと思わなければこの本は書けなかったし、この本を書けなければ結婚もできなかった。この本が、中止された結婚式の代わりに残る唯一の記念にならずに済むことを願っている。同じように、感染対策の名のもとに諦めさせられた多くの人の楽しみが、彩り豊かな生活が、早く取り戻されることを願っている。

二〇二〇年四月　新居の一室で　　大脇幸志郎

参考文献

序

1 バーナード・ショー『医師のジレンマ——バーナード・ショーの医療論』中西勉訳（丸善、1993 年）、159 ページにある記述を原文から独自に訳した。

1 章　痛風、尿酸、プリン体

2 Qaseem, A., et al. *Ann Intern Med*. 2017;166(1):58-68.

3 日本痛風・尿酸核酸学会ガイドライン改訂委員会編『高尿酸血症・痛風の治療ガイドライン第 3 版』（診断と治療社、2018 年）、114 頁。

4 Qaseem, op. cit.

5 Shekelle, P.G., et al. *Ann Intern Med*. 2017;166(1):37-51.

6 Sampson, A.L., et al. *Cochrane Database Syst Rev*. 2017 Oct 30;10:CD009460.

7 White, W.B., et al. *N Engl J Med*. 2018 Mar 29;378(13):1200-1210.

2 章　タバコ、酒、次の標的

8 酒井シヅ『病が語る日本史』（講談社学術文庫、2008 年、原書は 2002 年）、168-174 頁。

9 荒木飛呂彦『ジョジョの奇妙な冒険』電子版モノクロ版（集英社）3 巻 140 頁。

10 「スタジオジブリ・アニメ「風立ちぬ」に関する見解」。http://www.nosmoke55.jp/action/1308kazetatinu_opinion.pdf

11 日本専売公社、1966 年全国たばこ喫煙者率調査。

12 United Nations, Department of Economic and Social Affairs, Population Division (2019). World Population Prospects 2019, custom data acquired via website. https://population.un.org/wpp/DataQuery/

13 WHO global report on trends in prevalence of tobacco smoking 2000-2025, second edition. World Health Organization, 2018.

14 LoConte, N.K., et al. *J Clin Oncol*. 2018 Jan 1;36(1):83-93.

15 WHO 統計。http://apps.who.int/gho/data/node.main.BMI30C

16 WHO 統計。http://apps.who.int/gho/data/node.main.BMIMEANADULTC

17 国連食糧農業機関（FAO）統計による 2013 年の数値。http://www.fao.org/faostat/en/#data/FBS

18 Macfarlane, G.J., et al. *Ann Rheum Dis*. 2017 Feb;76(2):318-328.

19 Chou, R., et al. *Ann Intern Med*. 2017 Apr 4;166(7):493-505.

20 Kim, J.H., et al. *N Engl J Med*. 2012 Jan 12;366(2):130-40.

21 Stern, R.A., et al. *N Engl J Med*. 2019 May 2;380(18):1716-1725.

22 Rosner, B., et al. *Am J Epidemiol*. 1994 Apr 15;139(8):819-35.

23 手塚治虫『ブラック・ジャック』電子版（© 手塚プロダクション、2014 年、初出は 1974 年）、1 巻 90 頁。

3 章　ゲーム障害、アスペルガー症候群、うつ病

24 Gilman, L., et al. *JAMA Intern Med*. 2015 Jun;175(6):1048-9.

25　The Lancet. *Lancet*. 2019 Feb 16;393(10172):611.

26　厚生労働省、平成 8 年 - 平成 29 年患者調査。

27　アレン・フランセス『〈正常〉を救え 精神医学を混乱させる DSM-5 への警告』大野裕監修・青木創訳（講談社、2013 年）、175-176 頁。

4 章　血圧、コレステロール、メタボ

28　*World Health Organization technical report series* ; no. 168.

29　*Arch Intern Med*. 1997 Nov 24;157(21):2413-46.

30　Whelton, P.K., et al. *Hypertension*. 2018 Jun;71(6):e13-e115.

31　*2015-2020 Dietary Guidelines for Americans. 8th Edition*. U.S. Department of Health and Human Services and U.S. Department of Agriculture, 2015.

32　厚生労働省、平成 29 年国民健康・栄養調査。

33　厚生労働省、平成 29 年患者調査。

34　*Health, United States, 2018*. National Center for Health Statistics, 2019.

35　Graudal, N.A., et al. *Cochrane Database Syst Rev*. 2017 Apr 9;4:CD004022.

36　Cornelissen, V.A., et al. *J Am Heart Assoc*. 2013 Feb 1;2(1):e004473.

37　Grundy, S.M. *Circulation*. 2019 Jun 18;139(25):e1082-e1143.

38　「日本人の食事摂取基準」策定検討会『日本人の食事摂取基準（2020 年版）』、150 頁。

39　「日本人の食事摂取基準」策定検討会『日本人の食事摂取基準（2015 年版）』、125 頁。

40　McNamara, D.J., et al. *J Clin Invest*. 1987 Jun;79(6):1729-39.

41　日本内科学会雑誌 ; 2005;94:188-203.

42　Hu, H., et al. *BMC Public Health*. 2016 Mar 3;16:220.

43　中室牧子＋津川友介『「原因と結果」の経済学』（ダイヤモンド社、2017 年）、66-67 頁。

5 章　認知症

44　Lyle, S., et al. *Dement Geriatr Cogn Disord*. 2008;25(3):226-31.

45　Krolak-Salmon, P., et al. *J Alzheimers Dis*. 2018;66(2):425-427.

46　*Risk reduction of cognitive decline and dementia: WHO Guidelines*. World Health Organization, 2019.

47　Forbes, D., et al. *Cochrane Database Syst Rev*. 2013 Dec 4;(12):CD006489.

48　Sabia, S., et al. *BMJ*. 2017 Jun 22;357:j2709.

49　Livingston, G., et al. *Lancet*. 2017 Dec 16;390(10113):2673-2734.

50　Kivimäki, M., et al. *Lancet*. 2018 Apr 21;391(10130):1574-1575.

51　Warren, J.D., et al. *Lancet*. 2018 Apr 21;391(10130):1575.

52　Livingston, G., et al. *Lancet*. 2018 Apr 21;391(10130):1575-1576.

53　「70 代認知症　10 年で 1 割減」日本経済新聞 2019 年 5 月 17 日朝刊。

54　「認知症　数値目標取りやめ」日本経済新聞 2019 年 6 月 4 日朝刊。

6章　がん検診

55　Zimmermann, C., et al. *CMAJ*. 2016 Jul 12;188(10):E217-E227.

56　厚生労働省、平成30年人口動態統計。

57　Ibid.

58　Agents classified by the IARC Monographs, volumes 1-125. https://monographs.iarc.fr/agents-classified-by-the-iarc/

59　Chao, A., et al. *JAMA*. 2005 Jan 12;293(2):172-82.

60　Islami, F., et al. *Int J Cancer*. 2009 Aug 1;125(3):491-524.

61　Chen, M., et al. *PLoS One*. 2014;9(2):e89288.

62　Johnston, B.C., et al. *Ann Intern Med*. 2019 Nov 19;171(10):756-764.

63　Gøtzsche, P.C., et al. *Cochrane Database Syst Rev*. 2013 Jun 4;(6):CD001877.

64　Screening for breast cancer with mammography. The Nordic Cochrane Centre, 2012.

65　Qaseem, A., et al. *Ann Intern Med*. 2019 Apr 16; 170(8): 547-560.

66　Cardoso, F., et al. *Ann Oncol*. 2019 Aug 1; 30(8): 1194-1220.

67　Ohuchi, N., et al. *Lancet*. 2016 Jan 23; 387(10016): 341-348.

68　Ilic, D., et al. *Cochrane Database Syst Rev*. 2013 Jan 31; (1): CD004720.

69　Moyer, V.A.; U.S. Preventive Services Task Force. *Ann Intern Med*. 2014 Mar 4;160(5):330-8.

70　Ahn, H.S., et al. *N Engl J Med*. 2014 Nov 6; 371(19):1765-7.

71　Choi, K.S., et al. *Br J Cancer*. 2015 Feb 3; 112(3):608-12.

72　Leung, C.Y., et al. *J Glob Oncol*. 2018; 4(suppl 2):42s.

73　Smyth, E.C., et al. *Ann Oncol*. 2016 Sep;27(suppl 5):v38-v49.

74　Mandel, J.S., et al., *N Engl J Med*. 1993 May 13;328(19):1365-71.

75　Hardcastle, J.D., et al. *Lancet*. 1996 Nov 30;348(9040):1472-7.

76　Kronborg, O., et al. *Lancet*. 1996 Nov 30;348(9040):1467-71.

77　*N Engl J Med*. 1993 Oct 28;329(18):1352. この1頁に掲載されている3件（Ahlquist et al. / Perlman / Budenholzer）を参照した。

78　*Lancet*. 1997 Feb 1;349(9048):356. この頁から次の頁までに掲載されている3件（Gøtzsche / Budenholzer / Lijmer et al.）を参照した。

79　https://twitter.com/Katsumata_Nori/status/14798498004

7章　プレシジョン・メディシン（高精度医療）

80　FDA approval brings first gene therapy to the United States. FDA News Release. https://www.fda.gov/NewsEvents/Newsroom/PressAnnouncements/ucm574058.htm

81　Inoue, A., et al. *Ann Oncol*. 2013 Jan;24(1):54-9.

82　緊急安全性情報「イレッサ®錠250（ゲフィチニブ）による急性肺障害、間質性肺炎について」。

83　「「イレッサ」遺族、全面敗訴」日本経済新聞2013年4月13日朝刊39面。

84 「キイトルーダ使用　全がんで／厚労省部会了承　標準治療困難な場合」朝日新聞 2018 年 11 月 30 日東京朝刊 6 面。

85 高野利実『がんとともに、自分らしく生きる』電子版（PHP 研究所、2016 年）。

8 章　ガイドライン

86 Action to Control Cardiovascular Risk in Diabetes Study Group. *N Engl J Med*. 2008 Jun 12;358(24):2545-59.

87 American Diabetes Association. *Diabetes Care*. 2019 Jan;42(Suppl 1):S61-S70.

88 Graham, D.J., et al. *JAMA*. 2010 Jul 28;304(4):411-8.

89 Linde, K., et al. *Cochrane Database Syst Rev*. 2016 Apr 19;4:CD007587.

90 Stout, K.K., et al. *Circulation*. 2019 Apr 2;139(14):e698-e800.

91 Fanaroff, A.C., et al. *JAMA*. 2019 Mar 19;321(11):1069-1080.

92 GRADE を利用した国内の診療ガイドライン．http://www.grade-jpn.com/jp_grade/japanese_grade_cpg.html

93 Djulbegovic, B., et al. *JAMA*. 2019 Aug 27;322(8):725-726.

9 章　EBM（科学的根拠に基づく医療）

94 Announcing Cochrane's new brand identity. https://www.cochrane.org/news/announcing-cochranes-new-brand-identity

95 サイモン・シン『代替医療解剖』新潮文庫、2013 年（邦訳初出は 2010 年、原書 2008 年）131-145 頁。

96 Ibid. 36 頁。

97 Jakobsen, J.C., et al. *Cochrane Database Syst Rev*. 2017 Jun 6;6:CD012143.

98 Feuerstadt, P., et al. *Hepatology*. 2010 Apr;51(4):1137-43.

99 Lawitz, E., et al. *Lancet*. 2014 Feb 8;383(9916):515-23.

100 Wiktor, S.Z., et al. *Lancet*. 2017 Jul 8;390(10090):107-109.

101 European Association for the Study of the Liver. *J Hepatol*. 2017 Oct;67(4):663-664.

102 Gore, C.; Executive Board of the World Hepatitis Alliance. *Lancet Gastroenterol Hepatol*. 2017 Aug;2(8):549.

103 Jakobsen, J.C., et al. *Cochrane Database Syst Rev*. 2017 Sep 18;9:CD012143.

104 Carrat, F., et al. *Lancet*. 2019 Apr 6;393(10179):1453-1464.

105 Arbyn, M., et al. *Cochrane Database Syst Rev*. 2018 May 9;5:CD009069.

106 Jørgensen, L., et al. *BMJ Evid Based Med*. 2018 Oct;23(5):165-168.

107 Cochrane's Editor in Chief responds to a BMJ Evidence-Based Medicine article criticizing the Cochrane Review of HPV vaccines. https://www.cochrane.org/sites/default/files/public/uploads/cochrane_hpv_response_3sep18.pdf.

108 Response to Cochrane editors: Jørgensen, Gøtzsche and Jefferson. Posted on 23rd September 2018. https://blogs.bmj.com/bmjebmspotlight/2018/09/23/response-to-cochrane-editors-jorgensen-gotzsche-and-jefferson/

109 Statement from Cochrane's Governing Board - 26th September 2018. https://www.cochrane.org/news/statement-cochranes-governing-board-26th-september-2018

110 Peter C Gøtzsche: Cochrane—no longer a Collaboration. https://blogs.bmj.com/bmj/2018/11/08/peter-c-gotzsche-cochrane-no-longer-a-collaboration/

111 Moyer, V.A. ; U.S. Preventive Services Task Force. *Ann Intern Med*. 2012 Jul 17;157(2):120-34.

112 日本泌尿器科学会ウェブサイト。 https://www.urol.or.jp/public/pca/america-prophylactic.html

113 Ibid.

114 US Preventive Services Task Force. *JAMA*. 2018 May 8;319(18):1901-1913.

115 日本泌尿器科学会ウェブサイト。https://www.urol.or.jp/cms/files/info/56/0000000082_01.pdf

116 Ibid.

117 Guyatt, G.H. *ACP J Club*. 1991 Mar-Apr;114:A16.

118 Ibid.

10 章　WHO（世界保健機関）

119 WHO 憲章。日本 WHO 協会訳。

120 Audited Financial Statements for the year ended 31 December 2018. https://www.who.int/about/finances-accountability/reports/en/

121 Poliomyelitis. https://www.who.int/en/news-room/fact-sheets/detail/poliomyelitis

122 GBD 2017 Disease and Injury Incidence and Prevalence Collaborators. *Lancet*. 2018 Nov 10;392(10159):1789-1858.

123 *Acupuncture: Review and Analysis of Reports on Controlled Clinical Trials*. World Health Organization, 2002.

124 WHO Framework Convention on Tobacco Control.

125 Guidelines for implementation of Article 13 of the WHO Framework Convention on Tobacco Control.

126 Hoffman, S.J., et al. *BMJ*. 2019 Jun 19;365:l2287.

127 Ashall, F. *Lancet*. 2017 May 27;389(10084):e10.

128 *Guideline: counselling of women to improve breastfeeding practices*. World Health Organization, 2018.

129 *Guidelines on physical activity, sedentary behaviour and sleep for children under 5 years of age*. World Health Organization, 2019.

130 Guidelines on physical activity, sedentary behaviour and sleep for children under 5 years of age: web annex : evidence profiles. https://apps.who.int/iris/handle/10665/311663

131 相原守夫『診療ガイドラインのための GRADE システム　第 3 版』（中外医学社、2018 年）。

132 Yilmaz, G., et al. *Child Care Health Dev*. 2015 May;41(3):443-9.

133 Kostyrka-Allchorne, K., et al. *Acta Paediatr*. 2017 May;106(5):831-836.

134 The Big Problem With the New Screen-Time Guidelines for Kids. https://www.glamour.com/story/who-screen-time-guidelines-for-kids

135 World Health Assembly Update, 25 May 2019. WHO News Release. https://www.who.int/news-room/detail/25-05-2019-world-health-assembly-update

136 *Guideline: Sugars intake for adults and children*. World Health Organization, 2015.

137 Ibid. p.12.

11 章　ナチス、大日本帝国、そのほか

138 Mueller, F.H. Tabakmissbrauch und Lungencarcinom. *Z Krebsforsch*. 1939;49:57-85.

139 『代替医療解剖』、62 頁。

140 Doll, R., et al. *Br Med J*. 1954 Jun 26;1(4877):1451-5.

141 ロバート・N・プロクター『健康帝国ナチス』宮崎尊訳（草思社文庫、2015 年、邦訳初出は 2003 年、原書 1999 年）、291-296 頁。

142 エルンスト・クレー『第三帝国と安楽死』松下正明監訳（批評社、1999 年、原書 1983 年）、49 頁。

143 リマスターＤＶＤ『アドルフ・ヒトラー　狂気の野望』（コスミック出版）。

144 アドルフ・ヒトラー『わが闘争（下）』平野一郎＋将積茂訳 電子版（角川文庫、1973 年、原書 1926 年）。

145 藤野豊『強制された健康』（吉川弘文館、2000 年）、25-26 頁。

146 『第三帝国と安楽死』、45-46 頁。ルビは引用者。

147 追内祐司「近代日本における戦争と彫刻の関係」、小田原のどか編著『彫刻　1』（トポフィル、2018 年）、174-249 頁。

148 「「お前は所有物だ」女性奴隷で人体実験　偉人の抱える闇」朝日新聞デジタル、2019 年 6 月 18 日。

149 The Tuskegee Timeline. https://www.cdc.gov/tuskegee/timeline.htm

150 REMARKS BY THE PRESIDENT IN APOLOGY FOR STUDY DONE IN TUSKEGEE. https://web.archive.org/web/20141011090548/http://clinton4.nara.gov/textonly/New/Remarks/Fri/19970516-898.html

151 Fact Sheet on the 1946-1948 U.S. Public Health Service Sexually Transmitted Diseases (STD) Inoculation Study. https://web.archive.org/web/20101005002114/https://www.hhs.gov/1946inoculationstudy/factsheet.html

152 Joint Statement by Secretaries Clinton and Sebelius on a 1946-1948 Study. https://web.archive.org/web/20101003044920/http://www.state.gov/secretary/rm/2010/10/148464.htm

153 Beecher, H.K. *N Engl J Med*. 1966 Jun 16;274(24):1354-60.

154 Rickham, P.P. *Br Med J*. 1964 Jul 18;2(5402):177.

155 HOUSE JOINT RESOLUTION NO. 607. http://lis.virginia.gov/cgi-bin/legp604.exe?011+ful+HJ607

156 Sackeim, M.G. *JAMA*. 2017 Feb 28;317(8):809.

157 Brown, T.M., et al. *Am J Public Health*. 2015 Jan;105(1):65.

158 安田佳代『国際政治のなかの国際保健事業』（MINERVA 人文・社会科学叢書、2014 年）、48 頁。

159 『国際政治のなかの国際保健事業』、164 頁。

160 「葛西健・世界保健機関西太平洋地域事務局長　会見」日本記者クラブ。https://www.jnpc.or.jp/archive/conferences/35329/report

161 Cyranoski, D. *Nature*. 2003 Apr 17;422(6933):652.

162 WHO bars Taiwan from health assembly for third year running. https://www.taiwannews.com.tw/en/news/3695999

163 U.S. clashes with China over Taiwan's place at the WHO table. https://www.reuters.com/article/us-china-health-taiwan-who/taiwan-says-china-feeding-who-wrong-information-about-virus-cases-on-island-idUSKBN2000GE

164 高科技智慧防疫，檢疫追蹤精準有力 https://www.cdc.gov.tw/Bulletin/Detail/LxV1VKlb689M9Sb1q8XOcQ?typeid=9

165 Truog, R.D., et al. *N Engl J Med*. Mar 23, 2020. [Epub ahead of print]

166 Emanuel, E.J., et al. *N Engl J Med*. Mar 23, 2020. [Epub ahead of print]

167 月刊『創』編集部編『開けられたパンドラの箱』電子版（創出版、2018 年）。

168 「「語られなかったことば」障害者殺傷事件 最後の傍聴記」NHK ニュース、2020 年 3 月 18 日。https://web.archive.org/web/20200425141619/https://www3.nhk.or.jp/news/html/20200318/k10012337611000.html

12 章　誰がファッションフードを笑えるか

169 名郷直樹『「健康第一」は間違っている』（筑摩書房、2014 年）、39 頁。

170 津川友介『世界一シンプルで科学的に証明された究極の食事』電子版（東京経済新報社、2018 年）。

171 https://twitter.com/yusuke_tsugawa/status/1089367077020884992

172 「3 カ月で 100 万部突破！　異例のベストセラー　樹木希林『一切なりゆき』に感動の声が続々」文藝春秋 BOOKS、2019 年 3 月 27 日。https://books.bunshun.jp/articles/-/4711

173 スーザン・ソンタグ『隠喩としての病い』富山太佳夫訳（みすず書房、1982 年）、8 頁。

174 ペトル・シュクラバーネク『健康禍 人間的医学の終焉と強制的健康主義の台頭』大脇幸志郎訳（生活の医療社、2020 年）。

175 ミュア・グレイ『患者は何でも知っている』斉尾武郎訳（中山書店、2004 年）、67 頁。

176 O'Mahony, S. *Lancet*. 2019 May 4;393(10183):1798-1799.

177 畑中三応子『ファッションフード、あります。』（紀伊國屋書店、2013 年）、4 頁。

178 『ファッションフード、あります。』、348 頁。

179 宋美玄ほか『各分野の専門家が伝える　子どもを守るために知っておきたいこと』（メタモル出版、2016 年）、121 頁。

180 Asano, M., et al. *Obesity (Silver Spring)*. 2019 Jun;27(6):899-907.

※　ウェブにある出典については URI を示した。2020 年 4 月 1 日以降にすべて閲覧できることを確認したが、以後のページ削除等により閲覧できなくなる可能性がある。

大脇幸志郎　おおわき・こうしろう

1983年生まれ。東京大学医学部卒。出版社勤務、医療情報サイト運営ののち医師。著書に『運動・減塩はいますぐやめるに限る！——「正しい健康情報」の罠』（さくら舎、2022年）、『医者にまかせてはいけない』（エクスナレッジ、2022年）、訳書にペトル・シュクラバーネク『健康禍 人間的医学の終焉と強制的健康主義の台頭』（生活の医療社、2020年）、ヴィナイヤク・プラサード『悪いがん治療　誤った政策とエビデンスがどのようにがん患者を痛めつけるか』（晶文社、2022年）、ジェイムズ・C・モア『ホノルルペストの火 1900年チャイナタウン炎上事件』（生活の医療社、2022年）がある。

「健康」から生活をまもる
最新医学と12の迷信

2020年　6月11日　　初版第1刷発行
2023年　1月　5日　　　　第2刷発行

著　者　　大脇幸志郎
発行者　　秋元麦踏
発行所　　生活の医療株式会社
　　　　　東京都文京区関口1-45-15-104　郵便番号　112-0014
イラスト　あさののい
印刷製本　株式会社 シナノ パブリッシング プレス

Printed in Japan　ISBN 978-4-9909176-7-8　C0036